U0093848

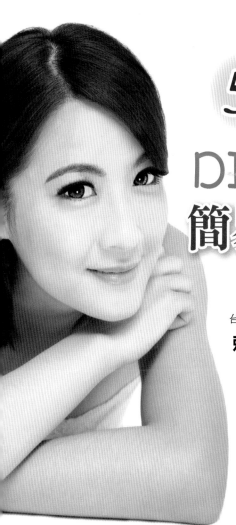

5分鐘凍齡！
DIY美肌消脂
簡易速效按摩

台灣中醫皮膚科醫學會創會理事長

賴鎮源◎著

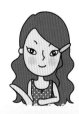

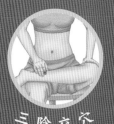

三陰交穴

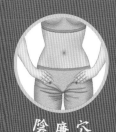

陰廉穴

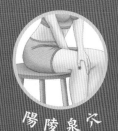

陽陵泉穴

[作者序]

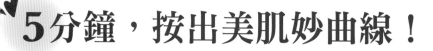

5分鐘，按出美肌妙曲線！

　　我曾在課堂上，將人體比喻成一朵鮮花，並問學生們如何養它？經過一陣討論後，有人認為應撒上農藥，以防病蟲害，也有人表示要時常修剪枝芽，讓花朵呈現最美好的一面！其實，我將人體比擬成花，旨在提醒大家不要只關注外部保養，內部根莖的健康與修復，才是花朵嬌豔長久的來源！

　　對應到人人在意的外貌與曼妙曲線，又何嘗不是如此？人體的經絡穴位博大精深，除了維護體內臟腑的健康外，針對養顏瘦身、凍齡美肌更有絕妙之處！

　　舉例來說，上班族、久站族最容易腿部腫脹，若能敲揉小腿內側脾經5分鐘、按壓三陰交穴5分鐘，整條腿不僅能舒緩輕盈許多，長期下來更有纖細小腿、預防衰老的作用；若再搭配書中的經絡運行宜忌與美容穴按摩，不但可防止經絡堵塞、促進氣血循環，還能打造水嫩美肌、窈窕身形！

　　如今，坊間機構主打經絡美容，我在書中除了提供人體十二經絡的美顏特點、運行宜忌、獨門敲揉手法外，更加諸各經絡上養顏、瘦身的強項穴位，以5分鐘為度，教導大家精準取穴，一按到位，隨時隨地啟動逆齡機制，消除那些惡意藏匿的贅肉。讓我們在擁有人人稱羨的娃娃臉之際，更能維持曼妙玲瓏的身材曲線！

　　並願本書能使天下人皆可掌握經穴的美麗密碼，只要短短5分鐘，嬌豔欲滴的美麗花朵將永久綻放！

台灣中醫皮膚科醫學會創會理事長　賴鎮源

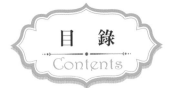

目 錄
Contents

Chapter 1 不可不知的美體經穴
～手太陰肺經

Chapter 2 不可不知的美體經穴
～手陽明大腸經

Chapter **3** 不可不知的美體經穴

～足陽明胃經

Chapter 7 不可不知的美體經穴
～足太陽膀胱經

美肌瘦身穴位速查

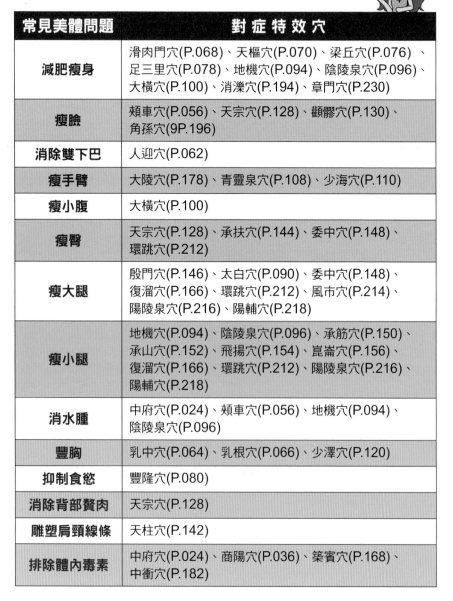

美體瘦身速查

常見美體問題	對症特效穴
減肥瘦身	滑肉門穴(P.068)、天樞穴(P.070)、梁丘穴(P.076)、足三里穴(P.078)、地機穴(P.094)、陰陵泉穴(P.096)、大橫穴(P.100)、消濼穴(P.194)、章門穴(P.230)
瘦臉	頰車穴(P.056)、天宗穴(P.128)、顴髎穴(P.130)、角孫穴(9P.196)
消除雙下巴	人迎穴(P.062)
瘦手臂	大陵穴(P.178)、青靈泉穴(P.108)、少海穴(P.110)
瘦小腹	大橫穴(P.100)
瘦臀	天宗穴(P.128)、承扶穴(P.144)、委中穴(P.148)、環跳穴(P.212)
瘦大腿	殷門穴(P.146)、太白穴(P.090)、委中穴(P.148)、復溜穴(P.166)、環跳穴(P.212)、風市穴(P.214)、陽陵泉穴(P.216)、陽輔穴(P.218)
瘦小腿	地機穴(P.094)、陰陵泉穴(P.096)、承筋穴(P.150)、承山穴(P.152)、飛揚穴(P.154)、崑崙穴(P.156)、復溜穴(P.166)、環跳穴(P.212)、陽陵泉穴(P.216)、陽輔穴(P.218)
消水腫	中府穴(P.024)、頰車穴(P.056)、地機穴(P.094)、陰陵泉穴(P.096)
豐胸	乳中穴(P.064)、乳根穴(P.066)、少澤穴(P.120)
抑制食慾	豐隆穴(P.080)
消除背部贅肉	天宗穴(P.128)
雕塑肩頸線條	天柱穴(P.142)
排除體內毒素	中府穴(P.024)、商陽穴(P.036)、築賓穴(P.168)、中衝穴(P.182)

♥美容美肌速查

常見肌膚問題	對症特效穴
消除青春痘	曲池穴(P.040)、勞宮穴(P.180)、支溝穴(P.192)
平撫皺紋祛班	養老穴(P.124)
改善法令紋	迎香穴(P.044）
消除皺紋	少商穴(P.030)、扶突穴(P.042)、養老穴(P.124)、陽白穴(P.206)
改善眼角細紋	絲竹空穴(P.198)、瞳子髎穴(P.204)
改善嘴角細紋	地倉穴(P.054)、迎香穴(P.044)
消除抬頭紋	攢竹穴(P.140）
消除眼袋	承泣穴(P.050)、四白穴(P.052)、聽宮穴(P.132)、睛明穴(P.138)、絲竹空穴(P.198)、目窗穴(P.208)
消除黑眼圈	顴髎穴(P.130)、睛明穴(P.138)、目窗穴(P.208)
明亮肌膚	尺澤穴(P.026)、魚際穴(P.028)、承泣穴(P.050)、四白穴(P.052)、血海穴(P.098)、神門穴(P.112)、小海穴(P.126)、關衝穴(P.188)、陽白穴(P.206)、大敦穴(P.224)、陰廉穴(P.228)
美白養顏	尺澤穴(P.026)、魚際穴(P.028)、四白穴(P.052)
紅潤膚色	尺澤穴(P.026)、合谷穴(P.038)、魚際穴(P.028)、少府穴(P.114)、小海穴(P.126)、天池穴(P.174)、內關穴(P.176)、消濼穴(P.194)、陽池穴(P.190)、風池穴(P.210)、太衝穴(P.226)
保溼肌膚	尺澤穴(P.026)、太谿穴(P.164)、關衝穴(P.188)
增加肌膚彈性	少商穴(P.030)
緊緻肌膚	頭維穴(P.060)
抗老	三陰交穴(P.092）、養老穴(P.124)
烏黑髮色	湧泉穴(P.162)

凍齡鑰穴TOP3

TOP 1 大包穴 豐胸美容一穴俱全

TOP 2 下關穴 肌膚乾燥暗淡的神奇救星

TOP 3 解谿穴 掃除體內廢物的清道夫

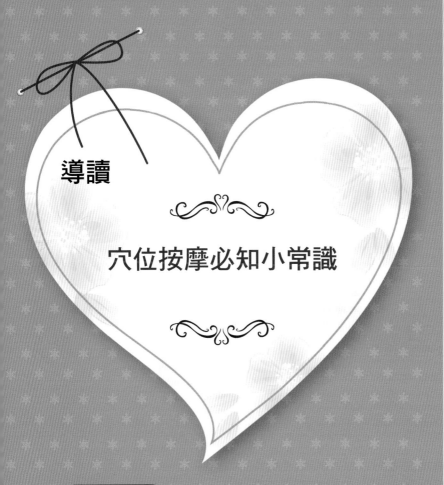

Beauty & Slim

導讀

穴位按摩必知小常識

♪一指搞定！ 經穴按摩大公開：

　　在進行經穴按摩之前，許多人都有尋穴不著、按法不到位的困擾；甚至對於穴位按摩的注意事項，也不是非常了解。故本章將公布中醫鮮少透露的取穴技巧、按摩手法、輔助工具及按摩細節等，以期愛美人士在進行經穴按摩前皆能一按到位！

3秒取穴，快易準！

手指度量法：

　　中醫臨床取穴有一術語為「同身尺寸」，意即利用自己的手指作為量取穴位的長度單位。主要以骨度和尺寸法最為常見，而中醫取穴多是後者。此外，每個人的體型不同，骨節有其長短差異；儘管兩人同時各測1寸長度，但實際距離卻會不一樣。

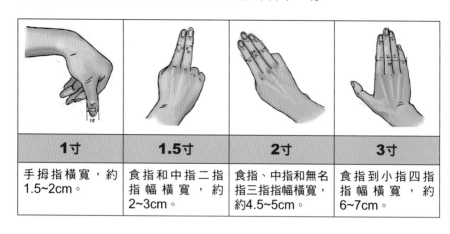

1寸	1.5寸	2寸	3寸
手拇指橫寬，約1.5~2cm。	食指和中指二指指幅橫寬，約2~3cm。	食指、中指和無名指三指指幅橫寬，約4.5~5cm。	食指到小指四指指幅橫寬，約6~7cm。

指標參照法：

固定指標：

　　如眉毛、腳踝、手指或腳趾甲、乳頭、肚臍等，都是常見判別穴位的標的。如印堂穴位在雙眉的正中央、膻中穴位在左右乳頭中間凹陷處等，皆是以人體部位作為指標。

動作指標：

　　必須採取相應的動作或姿勢，穴位才會出現，如張口取耳屏

（耳朵和臉交界的軟骨）前凹陷處即為聽宮穴。

人體度量法：

利用人體部位及線條做為簡單的參考度量，也是一種輕鬆找穴的方法。

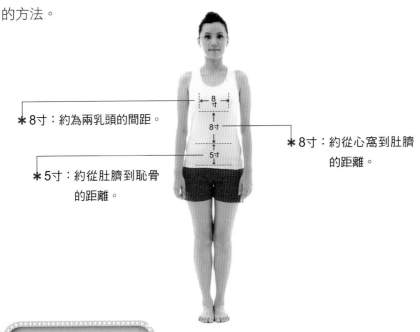

＊8寸：約為兩乳頭的間距。

＊8寸：約從心窩到肚臍的距離。

＊5寸：約從肚臍到恥骨的距離。

徒手找穴法：

＊**觸摸法：**以大拇指指腹或其他四指觸摸皮膚，若有粗糙感，或出現尖刺般的疼痛，或有硬結等情況，可能就是穴位所在。

＊**抓捏法：**以食指和大拇指輕捏感覺異常的皮膚部位，當揉到經穴時，會出現特別的疼痛感，且身體會反射性地抽動與迴避，藉此確認皮下組織的反應。

＊**按壓法：**用指腹輕壓皮膚，畫小圈按揉。在抓捏皮膚時若感到疼痛，再以按壓法確認，當指頭碰到有點狀、條狀的硬結時即有可能是經穴所在。

輔助按摩器具與注意事項

項目	適用部位	使用方法	功效	注意事項
筆	適合面積較小的穴位，如掌部和腳底放射區。	直接在穴位上按摩。	方便隨時取用，定點按壓。	因筆蓋的形狀多樣，最好用圓滑的一面，太尖容易刺傷皮膚，且力道不宜太重。
數把牙籤	對於厚腳皮或角質化的皮膚，其定點操作佳。	用橡皮筋綁住20～30根牙籤，並輕敲穴位或反射區。	對於硬皮組織可深入刺激。	要避免尖端造成皮膚傷害。
梳子	肌肉較厚的部位，如腰、大腿、臀部和腳底穴位。	最好選擇前端為圓顆粒的梳子，可用以拍打身體，放鬆肌肉，改善血液循環。	方便隨時取用，促進血液循環。	前端若不是圓顆粒，容易刺傷皮膚。
吹風機	肩頸部或腳底。	將吹風機風口對準穴位或反射區，直到產生灼熱感再移開。	可不費力地促進局部血液循環。	避免吹強風或靠身體太近，因電磁波會影響人體，且小孩不適用。
飲料瓶	腳底	坐著讓腳底踩在圓柱型飲料瓶上來回滑動，以刺激腳底的反射區。	方便按摩腳底各反射區，並能有效鍛練腳底肌肉。	滾動速度要慢，並視個人的承受力道來控制強弱；不可使用玻璃瓶，以免破裂。
毛巾	肩頸部和背部	將毛巾浸入熱水後擰乾，敷在穴位上；或是以粗毛巾乾擦背部。	促進血液循環；且浸熱水後，能發揮熱敷功效。	應注意毛巾不可過熱，以免燙傷皮膚。

按摩禁止時間

①. 飯後半小時內： 由於飯後，人體的血液都集中在腸胃，故此時按摩腹部會使血液流至他處而造成消化不良。

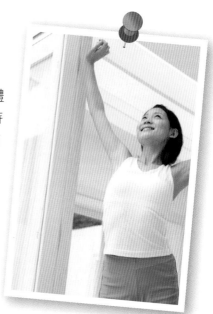

②. 發燒37.5度以上： 因按摩穴位會對身體產生強烈刺激，故發燒時按摩易使病情加重。

③. 酒後： 喝酒後最好不要按摩，易發生嘔吐不適的症狀。

④. 穴位周圍有異常時： 關節腫痛、骨折、脫臼等肌肉關節傷害；刀傷、燒燙傷、擦傷等皮膚外傷或濕腫瘡等皮膚病皆不適合按摩。

⑤. 手術後： 主要是針對手術部位來判斷是否適合按摩，若是臉部美容的小手術，身體按摩不會受到影響；但若是腹腔方面的手術，就不可按摩其周圍穴位，因傷口尚未癒合，若進行推揉恐有傷口裂開之虞。故手術後，得視復原情況而定，並非不能按摩，但必須遠離傷口。

⑥. 飢餓或疲累中： 人體若處於飢餓或疲勞，會因體內血糖偏低，而在按摩時耗損能量。

⑦. 生理期： 生理期時因須排出子宮內的經血，故有些穴位會刺激

神經反射而造成子宮平滑肌收縮，形成經血量過多的情形，但若在經期前按摩並不會產生影響。

⑧. 子午時：晚上11點～凌晨1點的氣血最低；上午11點～下午1點，氣血最旺。除非是急救，否則子午時不適合按摩。

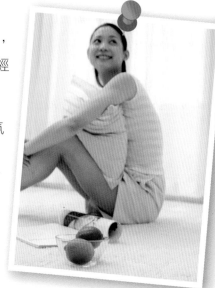

最佳按摩時間

①. 早上起床：因早上剛醒來，氣血最平穩，若沒有上班壓力則是按摩的好時機。

②. 洗澡完：洗完澡後身體血液循環加快，此時按摩效果最好。

③. 睡前：由於睡前是身體準備休息的狀態，心情較能放輕鬆，也適合按摩。

穴位按摩規則

A 按摩前

①. 清潔雙手：按摩前雙手應先洗淨，剪短指甲，戒指要拿下，避免傷及肌膚。

②. 搓熱手掌：按摩前最好搓熱雙手，可提高療效。

B 按摩中

1. **適當姿勢：**盡量採取最舒適的姿勢，可減少因姿勢不良所引起的酸麻反應。

2. **力道平穩：**力道不應忽快忽慢，宜平穩、緩慢進行。

C 按摩後

1. **喝溫開水：**按摩完後可喝500c.c.的溫開水，以促進新陳代謝，有排毒功效。

2. **避免浸泡冷水：**不可立刻用冷水洗手和洗腳，必須用溫水洗淨，且雙腳應注意保暖。

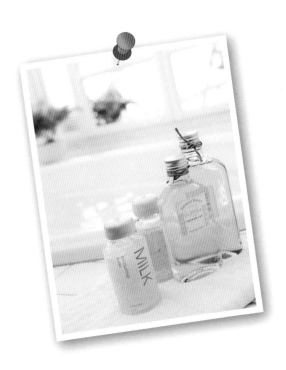

肺經凍齡鑰穴TOP3

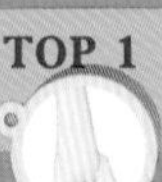

TOP 1　尺澤穴　肌膚水嫩美麗有朝氣

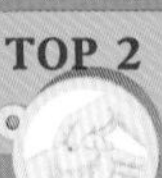

TOP 2　魚際穴　膚色明亮美顏有道

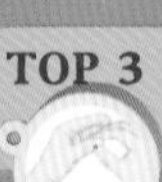

TOP 3　少商穴　增強皮膚彈性消細紋

Beauty & Slim

Chapter 1

不可不知的美體經穴
手太陰肺經

♪一指搞定！ **肺經穴美容特點：**

　　由於肺主皮毛，故如色素沉澱、皮疹、脫屑等肌膚問題皆與肺經有關。且肺開竅於鼻，在人的面貌中占有重要地位，故對黑頭粉刺較多的草莓鼻、酒糟鼻等有其療效。

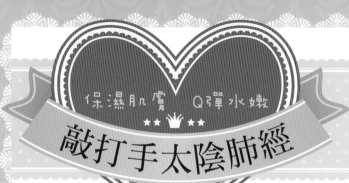

保濕肌膚　Q彈水嫩

★★ ♔ ★★

敲打手太陰肺經

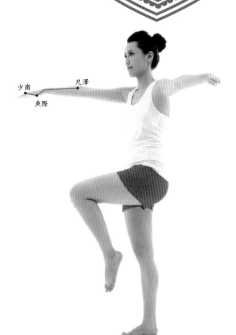

少商
尺澤
魚際

PLUS 美肌便利貼

建議每天早晚敲打肺經，可搭配按壓曲池穴、魚際穴、太淵穴以疏通肺經，藉此強化經絡循環、潤澤肌膚。

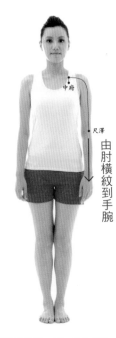

中府

尺澤

由肘橫紋到手腕

按摩手法：☑ 敲法 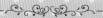、□ 推法

按摩方向：從肘橫紋處沿著肺經，以半空拳的方式敲打到手腕即可。

按摩時間：5分鐘

力道程度：★★★☆☆

手太陰肺經

 強 項

　　具有保濕補水，維持肌膚彈性的作用，故肺經被稱為「鎖住水分的金鑰」！

肺 經 養顏瘦身功效：

　　中醫認為「肺主皮毛」，因此經常敲打手太陰肺經，每天再喝足1500c.c.的水量，可使水分透過肺經的運行到達真皮層，幫助肌膚補水，避免出現乾燥脫皮的情況。

　　此外，凌晨3點到5點是肺經的運行時期，應特別注意肺臟保養及身體與溫度間的調節。由於這時的血壓與腦部供血量較低，脈搏、呼吸次數少，故生命力最為脆弱，所以很容易引發病人氣喘或咳嗽，須注意呼吸系統的保養。當然，這時若能敲肺經，最能刺激其循環，但多數人皆處熟睡階段，故可在早晨起床後執行。

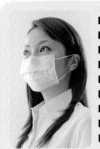

凍齡 Tips　經絡行事曆

循行時間：凌晨3點～早晨5點

循行經絡：手太陰肺經

✅**宜**：應特別注意肺臟保養及身體與溫度間的調節。

🚫**忌**：避免讓口鼻接觸冷空氣。

中府穴

淋巴排毒消水腫

即效部位：四肢

Best功效：可強化淋巴排毒，具有消除四肢水腫、腹脹等效果。

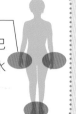

透視穴位

依據明朝楊繼洲《針灸大成》對中府穴的記載：「主腹脹，四肢腫，食不下，喘氣胸滿，肩背痛，嘔噦，咳逆上氣，肺系急，肺寒熱，胸悚悚，膽熱嘔逆，咳唾濁涕，風汗出，皮痛面腫，少氣不得臥，傷寒胸中熱，飛屍遁注，癭瘤。」故按壓中府穴對長期鬱悶不樂、心情煩躁，時時感到胸悶氣短的人，有立竿見影之效。

中府穴位於人體胸外側，雲門穴下1寸，平第一肋間隙處，距前正中線旁開6寸處即是。

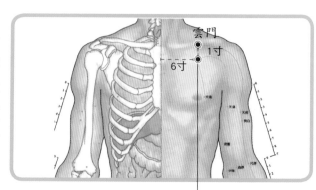

雲門

1寸

6寸

中府

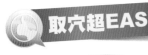

取穴超EASY

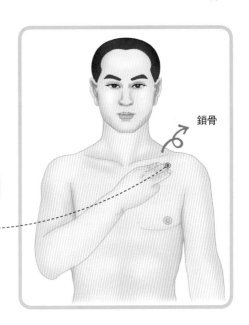

鎖骨

中府穴

正坐或仰臥，將右手三指
（食、中、無名指）併攏，
放在胸窩上，中指指腹所在
之鎖骨外端下即是。

按摩DIY

✤ **施力程度**：★★★☆☆
✤ **按摩指法**：拇指摩揉法
✤ **按摩時間**：1~3分鐘
✤ **按摩次數**：早晨左右各一次

以大拇指指腹垂直按壓穴
位，每日早晚各一次，每次
左右穴位各1~3分鐘。

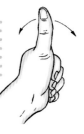

 逆齡按密技

　　早晨起床後，可先雙手交叉摩揉兩側中府穴；或者，在搭
車、講電話時，利用手掌按壓穴位，可達刺激之效；但應避免吃
飯時執行，以免影響進食與消化。

Tag

尺澤穴

肌膚水嫩美麗有朝氣

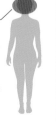
透視穴位

尺澤穴出自《靈樞・本輸》，又名「鬼受」、「鬼堂」，為肺經的合穴。合，即有匯合之意，因其經氣充盛，由此深入後匯合於臟腑，恰似百川匯合入海，故稱為「合」。此外，中醫認為「肺主皮毛」，故本穴對調理皮膚有極佳效果，時常按壓能改善青春痘，使肌膚增加水嫩、彈性。

尺澤穴位於肘橫紋中，意即肱二頭肌腱橈側凹陷處即是。

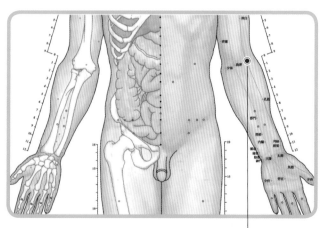

尺澤

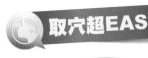

取穴超EASY

尺澤穴

伸臂向前，仰掌，掌心朝上。微微彎曲約35度。以另一隻手掌由下而上輕托肘部，彎曲大拇指，其指腹所在肘窩中的一大凹陷處即是。

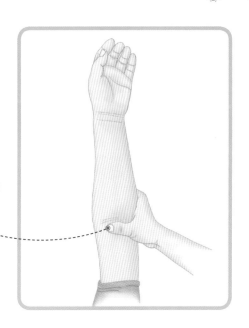

按摩DIY

❀ **施力程度：**★★★☆☆
❀ **按摩指法：**拇指壓法
❀ **按摩時間：**3~5分鐘
❀ **按摩次數：**一天3~5次

先彎曲大拇指，以指腹按壓尺澤穴，每次左右手各3~5分鐘，一天以3~5次為佳。

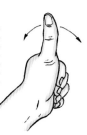

 逆齡按密技

可利用沐浴、上下班的途中或午休按壓尺澤穴，其酸痛有振奮精神之效。另外，當肘關節出現痙攣或坐骨神經痛時，按摩此穴有舒緩作用。

Tag

魚際穴
膚色明亮美顏有道

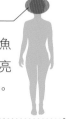

透視穴位 🔍

　　魚際穴為手太陰肺經的滎穴，具有清熱瀉火、止咳平喘、宣肺解表的療效。對於因聲帶發炎而導致失聲者，有良好的調理作用。根據《內經・靈樞》記載：「肺心痛也，取之魚際、太淵。」《醫宗金鑒》云：「惟牙痛可灸。」由此可見，魚際穴對心痛、牙痛等具有療效。而中醫臨床研究也發現，經常按壓魚際穴，有美肌、亮顏的作用。

　　欲取該穴時，應掌心朝上，於第一掌骨中點之橈側，赤白肉際處按壓即是。

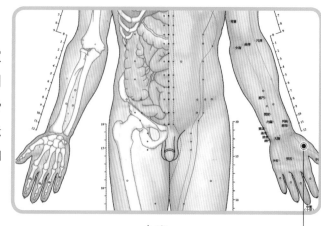

魚際

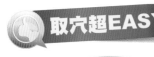

取穴超EASY

魚際穴

右手掌輕握左手背，並彎曲右手大拇指，以指甲尖垂直下按第一掌骨側中點的赤白肉際處即是。

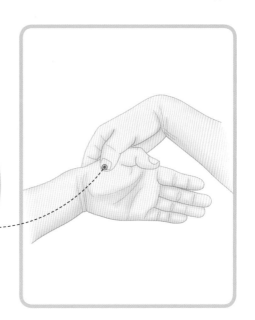

按摩DIY

❋ **施力程度：**★★☆☆☆
❋ **按摩指法：**拇指壓法
❋ **按摩時間：**1~3分鐘
❋ **按摩次數：**一天2~3次

彎曲大拇指，以其指甲尖垂直輕輕掐按，每次左右手各掐揉1~3分鐘。

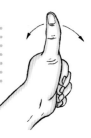

逆齡按密技

　　假使不方便按壓另一手的魚際穴，可採手握拳的方式，用該手中指按壓穴位；甚至可用套上筆蓋的原子筆來按揉穴位，其深入效果極佳。

Tag
少商穴
增強皮膚彈性消細紋

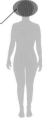

即效部位：面部
Best功效：可預防皮膚衰老與細紋的產生，尤其是魚尾紋、法令紋及脣紋等。

透視穴位

經常按摩少商穴，除了能抗老化，防止細紋增生外，還能提升皮膚彈性與活力，有延緩衰老的作用。此外，針對咽喉腫痛、咳嗽等感冒症狀，黃疸、食道狹窄等消化系統疾病，以及齒齦出血、舌下腫瘤、口頰炎等牙科疾病，按摩少商穴皆有緩解效果。

少商穴位於大拇指橈側，距離指甲角旁約0.1寸處即是。

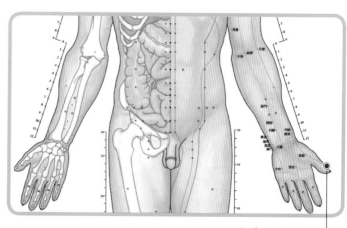

少商

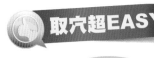

取穴超EASY

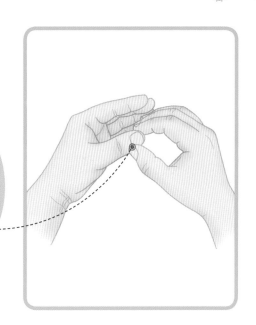

少商穴

伸出左手大拇指，以右手食指、中指輕托住；並彎曲其大拇指，以指甲尖垂直掐按左手大拇指指甲角邊緣處即是。右手穴道亦同此法。

按摩DIY

❀ **施力程度：**★★☆☆☆
❀ **按摩指法：**拇指壓法
❀ **按摩時間：**1~3分鐘
❀ **按摩次數：**一天3~5次

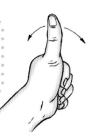

一手大拇指彎曲，以指甲尖輕輕垂直掐按，每次左右手各1~3分鐘。

逆齡按密技

　　在閱讀書報、查看文件時，可用另一手大拇指按摩少商穴；甚至也能以同手食指指尖下壓穴位，但應注意不可過度用力，以防傷及皮膚。

大腸經凍齡鑰穴TOP3

TOP 1 合谷穴 促進臉部循環通氣血

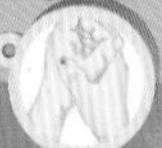

TOP 2 迎香穴 平撫法令紋的美肌穴

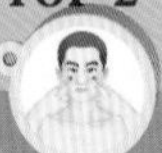

TOP 3 扶突穴 肩頸按摩減皺紋

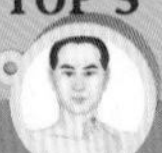

Beauty & Slim

Chapter ❷

不可不知的美體經穴

手陽明大腸經

🎵 一指搞定！ 大腸經穴美容特點：

　　以中醫觀點來說，大腸和肺相表裡，故治療大腸或肺皆能使雙方受惠，其功效相輔相成。因此，大腸經的津液若運行正常，皮膚才會光滑細嫩，一旦津液不足，皮膚將出現細紋，故須多加保養。

明亮膚色　潤肌撫紋

敲推手陽明大腸經

強項

可使膚色明亮、白皙，並有潤滑肌膚、消除細紋的作用；此外，由上往下敲擊，有改善便祕的效果！

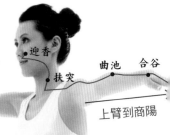

迎香
扶突
曲池　合谷
上臂到商陽

PLUS 美肌便利貼

中醫認為「肺主皮毛」，而大腸又與肺互為表裡，故敲打大腸經並搭配按摩迎香穴，更能提升養顏美容的功效。

🔹**按摩手法**：☑敲法 、☑推法

🔹**按摩方向**：推揉迎香到扶突的經絡宜輕緩，而手臂到商陽則可以敲打的方式。

🔹**按摩時間**：5分鐘

🔹**力道程度**：★★☆☆☆

手陽明大腸經

大腸經 養顏瘦身功效：

　　手陽明大腸經和肺經的關係密切，可保護肺和大腸。《黃帝內經》云：「陽明經常多氣多血。」因此疏通本經氣血，可預防和治療呼吸及消化系統疾病。

　　由於大腸和肺相表裡，故兩者的美容作用相輔相成。也就是說，當我們敲打大腸經與肺經時，可加強肌膚保濕與潤滑度，防止細紋產生。

　　而手陽明大腸經的循行時間為早晨5點到7點，此時容易出現大腸反射，如果能在此階段正常排便，能有效代謝體內毒素。並且，在大腸經循行的時間裡，可多攝取高纖蔬菜及水果，以增強大腸蠕動。建議在早晨起床後先喝500c.c.的溫開水，有促進排便、養顏美容的功效。

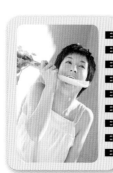

凍齡 Tips ▶ **經絡行事曆**

循行時間：早晨5點～上午7點 🌙
循行經絡：手陽明大腸經
✅**宜**：可多攝取能促進大腸蠕動的高纖蔬菜及水果。
🚫**忌**：避免喝冰涼冷飲，以免阻礙經絡循行。

商陽穴

調節便祕排宿毒

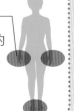

⊕ POINT

即效部位：四肢

Best功效：為大腸經的起始穴，可改善便祕，消除四肢水腫。

透視穴位 🔍

　　商陽為手陽明的起始穴。《備急千金要方》云：「商陽、巨、上關、承光、瞳子、絡卻，主青盲無所見。」《銅人》曰：「喘咳支腫。」《循經》曰：「指麻木。」據上述文獻記載，掐按此穴可治療青盲等眼部疾病、喘咳、指麻、中風昏迷等症。此外，當受到風寒、胸中氣滿、咳嗽、全身發熱時，稍微出力掐按本穴，有舒緩之效。

　　商陽穴位在人體的食指橈側，距離指甲角旁約0.1寸處即是。

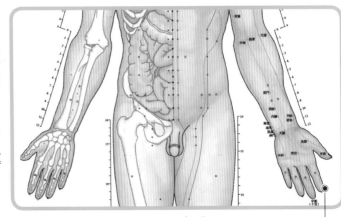

商陽

取穴超EASY

商陽穴

左手背朝上，以右手輕握左手食指。彎曲右手大拇指，以指甲尖垂直掐按靠食指側旁之穴道即是。右手穴道亦同此法。

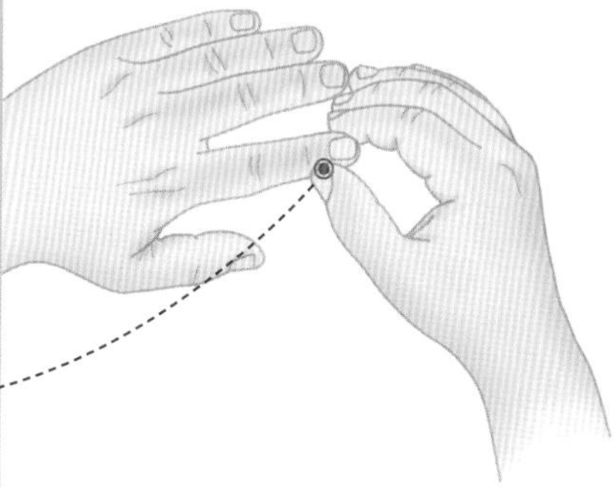

按摩DIY

- **施力程度：**★☆☆☆☆
- **按摩指法：**拇指壓法
- **按摩時間：**1~3分鐘
- **按摩次數：**每天左右各2~3次

彎曲大拇指，以指甲尖輕輕垂直掐按靠食指側旁之商陽穴，每天左右各約1~3分鐘。

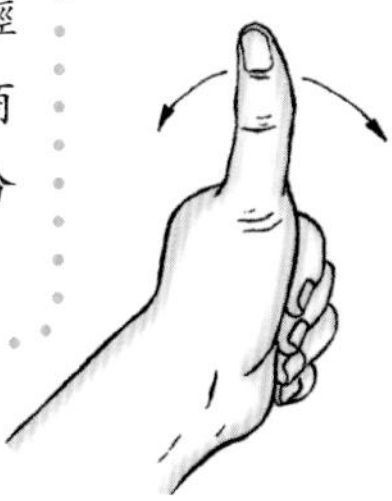

逆齡按密技

事實上，按摩商陽穴時，不一定非要另一手的大拇指按壓，利用該手大拇指指尖下壓其穴，亦可達到刺激之效。甚至，使用筆頭按壓商陽穴也有同樣效果。

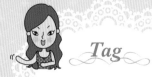

Tag

合谷穴

促進臉部循環通氣血

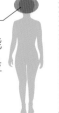

透視穴位

　　經中醫臨床研究發現，當牙疼發作時，按壓合谷穴有立即止痛的效果。據其古籍考證合谷穴的說法可知，《銅人》云：「婦人妊娠不可刺之，損胎氣。」《資生經》云：「風疹，合谷、曲池。」《針灸大成》云：「疔瘡生面上與口角，灸合谷；小兒疳眼，灸合谷（二穴），各一壯。」以此說明合谷穴對眼部、口角發炎等症具有療效。

　　合谷穴位在拇指、食指伸張時，第一、二掌骨的中點，稍偏食指處即是。

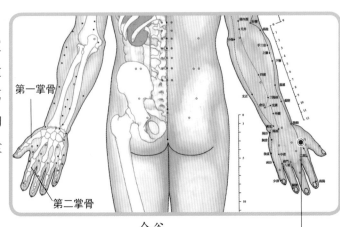

第一掌骨

第二掌骨

合谷

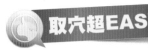

取穴超EASY

合谷穴

左手輕握空拳，彎曲拇指與食指，兩指指尖輕觸、立拳；以右手掌輕握左拳，大拇指指腹垂直下壓即是該穴。右手穴道亦同此法。

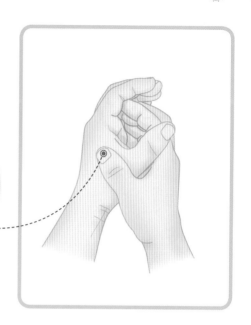

按摩DIY

✻ **施力程度：**★★★★☆
✻ **按摩指法：**拇指壓法
✻ **按摩時間：**1~3分鐘
✻ **按摩次數：**一天3~5次

手掌輕握拳，以大拇指指腹垂直按壓穴位，每次左右手各1~3分鐘。

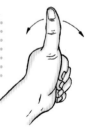

逆齡按密技

可利用較尖但不會傷及皮膚的道具來輔助按摩，例如叉子、圓筆頭、指甲油瓶蓋等，藉此深入刺激穴位，建議按壓節奏以3~5秒後休息3分鐘為佳。

Tag

曲池穴

臉上痘痘去無蹤

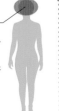
透視穴位

　　根據古籍記載，《備急千金要方》云：「耳痛。舉體痛癢如蟲噬，癢而搔之，皮便脫落作瘡，灸曲池二穴，隨年壯，發即灸之神良。」《醫宗金鑑》云：「主治中風，手攣筋急，痹風瘧疾，先寒後熱等症。」以此說明曲池穴可舒緩手腕不適、皮膚癢痛、中風等症狀。

　　欲取曲池穴，應先屈肘成直角，在肘彎橫紋的盡頭筋骨間之凹陷處即是。

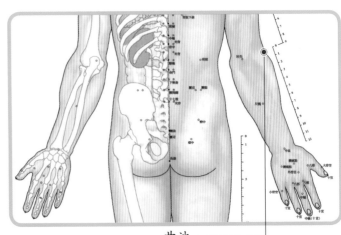

曲池

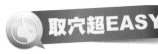 **取穴超EASY**

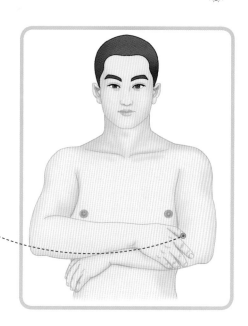

曲池穴

正坐，輕抬左臂，屈肘，將手肘內彎，用另一手拇指下壓其手肘凹陷處即是。

按摩DIY

❀ **施力程度：**★★★☆☆
❀ **按摩指法：**拇指壓法
❀ **按摩時間：**1~3分鐘
❀ **按摩次數：**早晚各一次

一手輕握另一手肘，彎曲大拇指以指腹垂直掐按穴位。先左手後右手，每天早晚各一次，每次約1~3分鐘。

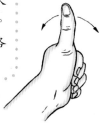

 逆齡按密技

　　按摩曲池穴可化解濁濕之氣，進而改善臉部青春痘，舒緩肌膚紅腫、發炎的症狀。可雙手交替按壓曲池穴，會出現略微疼痛的感覺，待5秒後再鬆開即可。

Tag

扶突穴

肩頸按摩減皺紋

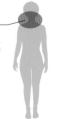

透視穴位

扶突穴出自《靈樞・本輸》，也稱水穴、水泉穴。而大腸經的經氣在該穴吸熱後上行至頭、面部，為頭、面部的水濕之源，性滯重。而《外台秘要》中記載：「扶突穴能治療『咳逆上氣、咽喉鳴、喝喘息、暴暗（指聲音突然嘶啞或因急性喉炎所致的失音）、氣哽』。」故按壓此穴，除了能治療咽喉腫痛、吞嚥困難、甲狀腺腫大外，亦有止咳平喘的效果。

扶突穴位在人體頸外側部，喉結旁邊，於胸鎖乳突肌前、後緣之間處即是。

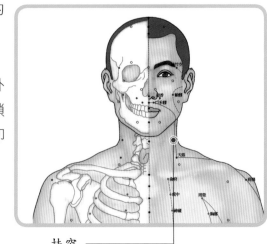

扶突

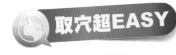

取穴超EASY

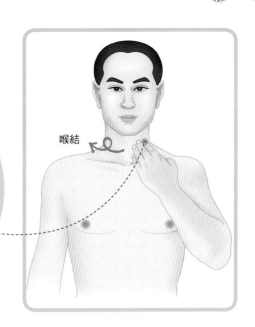

喉結

扶突穴

一手拇指彎曲，其餘四指併
攏，掌心向內，小指位於喉
結旁，食指所在位置即是。
可依此法找出另一穴位。

按摩DIY

- ❀ **施力程度**：★★★☆☆
- ❀ **按摩指法**：二指壓法
- ❀ **按摩時間**：1~3分鐘
- ❀ **按摩次數**：一天2~3次

先將食指和中指併攏，以指
腹按壓穴位，每次左右各
1~3分鐘。

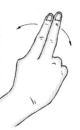

逆齡按密技

　　可在洗澡時，藉由沐浴乳的潤滑度按壓扶突穴；甚至在塗
抹保養品時，可加強該穴按摩，以促進血液循環、撫平脖紋。此
外，由下往上輕拍頸部，有拉提效果。

Tag

迎香穴
平撫法令紋的美肌穴

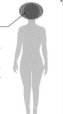
透視穴位

《針灸甲乙經》云：「鼻鼽不利，窒洞氣塞，喎僻多涕，鼽衄
有癰，迎香主之。」《聖惠方》曰：「鼻息不聞香臭，偏風、面癢
及面浮腫。」足見迎香穴對鼻部疾患的療效。

經常按摩迎香穴，可改善臉部粉刺、青春痘、暗沉與黑斑等情
形；並且，隨時下壓該
穴還有撫平鼻翼兩旁與
嘴角細紋的作用。

迎香穴位在鼻翼外
緣中點旁約0.5寸，於法
令紋中取穴即是。

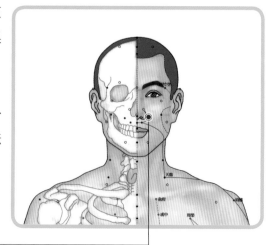

迎香 ————

取穴超EASY

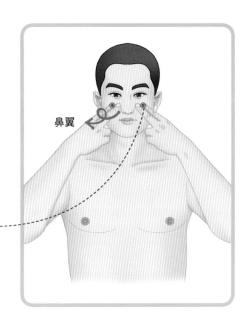

鼻翼

迎香穴

正坐，雙手輕握拳，食指、
中指併攏後，中指指尖貼於
鼻翼兩側，則食指指尖所在
處即是。

 按摩DIY

❀ **施力程度：**★★★☆☆
❀ **按摩指法：**食指壓法
❀ **按摩時間：**1~3分鐘
❀ **按摩次數：**一天5~6次

以食指指腹垂直按壓；也可
單手拇指與食指彎曲直接按
壓穴位，每次約1~3分鐘。

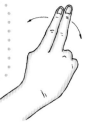

 逆齡按密技

　　可於早晚塗抹保養品時，加強迎香穴的按壓，不僅能讓化妝
水、乳液深入肌膚底層，更有緊緻之效。此外，也可使用牙籤刺
激穴位，但力道不宜過大，以免傷及皮膚。

胃經凍齡鑰穴TOP3

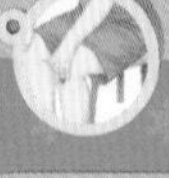

TOP 1 足三里穴　抗衰逆齡不老穴

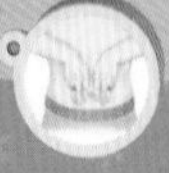

TOP 2 滑肉門穴　健美瘦身兼消脂

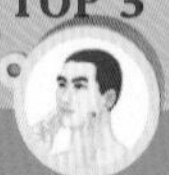

TOP 3 頰車穴　國字臉縮小的瘦臉奇蹟

Beauty & Slim

Chapter ❸

不可不知的美體經穴
足陽明胃經

🎵 **一指搞定！** **胃經穴美容特點：**

因胃為後天之本，氣血生化之源，故面色紅潤、肌膚光亮、毛髮烏黑、消化吸收良好，皆有賴於氣血充足所產生的調節作用。而胃經循環順暢，有瘦身、養顏與豐胸的效果。

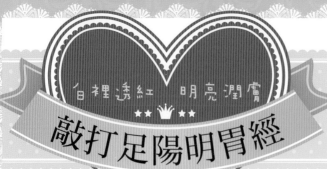

敲打足陽明胃經

白裡透紅 明亮潤膚

強 項

　　胃經循行良好可消除面部皺紋，增加皮膚彈性，有光亮顏面之效！

PLUS 美肌便利貼

最好在每天上午7點到9點敲打肺經，且以大腿前側為佳，可充盈胃經氣血，促進體內循環，使皮膚紅潤、增加彈性。

👆 **按摩手法**：☑敲法　、□推法

🔄 **按摩方向**：以半空拳的方式，由上往下使力敲打大腿前的胃經，以出現微痛感較佳。

⏱ **按摩時間**：5分鐘

📏 **力道程度**：★★★☆☆

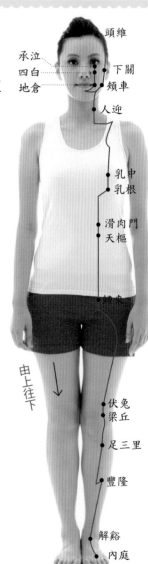

由上往下

頭維
承泣
四白
地倉
下關
頰車
人迎
乳中
乳根
滑肉門
天樞
髀關
伏兔
梁丘
足三里
豐隆
解谿
內庭

足陽明胃經

 養顏瘦身功效：

　　足陽明胃經屬於胃，絡於脾，所以和胃的關係最為密切，是消化系統的重要經穴；但同時也和脾有關，可維繫人的後天之本。足陽明胃經始於頭部鼻旁，循行經額顱中部、頸部，進入鎖骨上窩部，再向下經胸、腹、下肢以至足尖，是一條運行較長的經脈。

　　足陽明胃經為氣血生化之源，若氣血充足則臉色紅潤，肌膚毛髮皆能散發光澤，且每天敲打胃經還有減肥作用；此外，因胃經循行面部、乳房，對於顏面受損與豐胸有良好效果。

　　上午7點到9點是胃經的運行時期，此時吃進的食物最容易被消化吸收與代謝利用，能提供人體一天所需熱量。因此，無論自己再怎麼忙碌，早餐也一定要吃，且醣類、蛋白質、維生素、礦物質皆須適當攝取。

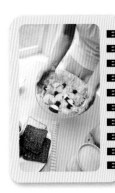

 凍齡 Tips　經絡行事曆

循行時間：上午7點～上午9點 🔽
循行經絡：足陽明胃經
✅ **宜**：須攝取含醣類、蛋白質、維生素、礦物質等營養早餐。
🚫 **忌**：避免空腹或只吃含糖較高的甜食。

Tag
承泣穴
防止氣血瘀滯奪走好臉色

⊕ POINT

即效部位：面部
Best功效：可提高胃部消化機能，吸收更多營養，使肌膚白裡透紅。

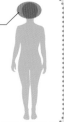

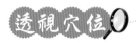

　　《備急千金要方》記載：「此穴位能夠治療目不明，淚出，目眩瞀，瞳子癢，遠視漠漠，昏夜無見，目動，與項口參相引，喎（指嘴歪）僻口不能言。」《外台秘要》云：「禁不宜灸，無問多少，三日以後眼下大如拳，息肉長桃許大，至三十日即定，百日都不見物，或如升大。」由此可知，承泣穴能治療各種眼、口、鼻、舌、牙之病症。

　　承泣穴位於面部，瞳孔直下，於眼球與眼眶下緣之間處即是。

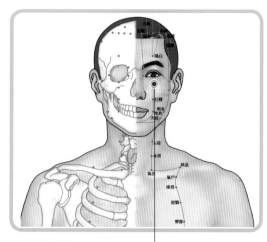

承泣

取穴超EASY

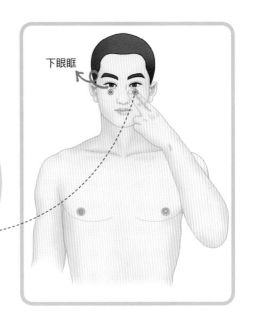

下眼眶

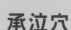

承泣穴

正坐、仰靠或仰臥，眼睛直視
前方，食指與中指伸直併攏，
中指貼於鼻側，食指指尖位於
下眼眶邊緣處，則食指指尖
所在處即是。

按摩DIY

❈ **施力程度：**★☆☆☆☆
❈ **按摩指法：**食指壓法
❈ **按摩時間：**1~3分鐘
❈ **按摩次數：**早晚左右各一次

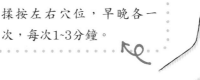

雙手食指伸直，以食指指腹
揉按左右穴位，早晚各一
次，每次1~3分鐘。

逆齡按密技

　　早晚塗抹眼霜時，可點壓承泣穴，有消除眼袋、改善膚色蠟
黃的作用。但不宜上妝後按摩，以免將髒汙、彩妝揉進皮膚裡，
造成毛孔堵塞。

Tag

四白穴

消除眼袋祛斑美白

即效部位：面部
Best功效：有消除眼袋、皺紋與祛斑美白的作用，並可暢通臉部血液循環，使肌膚散發自然光澤。

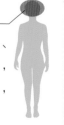

透視穴位

針對眼部不適症，四白穴是保健要穴。根據古籍文獻記載，《針灸甲乙經》曰：「目痛口僻（指顏面神經失調），戾目不明，四白主之。」《類經圖翼》云：「頭痛目眩，目赤後翳，瞤動流淚，眼弦癢，口眼喎僻不能言。」《銅人》曰：「凡用針穩審方得下針，若針深，即令人目烏色。」皆可說明四白穴對口眼歪斜、目翳等症具有療效。

四白穴位於人體面部，雙眼平視時，瞳孔正中央下方約2公分處即是。

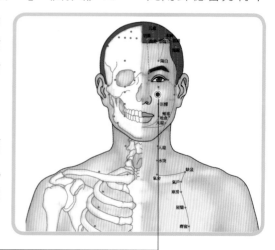

四白 ────

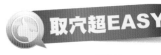

取穴超EASY

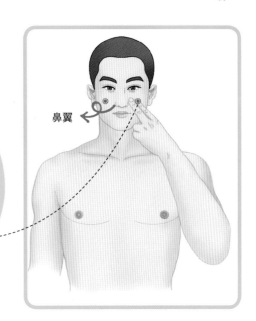

鼻翼

四白穴

兩手中指和食指併攏伸直，
不要分開；中指指肚腹兩側
鼻翼，其食指尖所按之處
即是。

按摩DIY

❀ **施力程度：**★★★☆☆

❀ **按摩指法：**食指壓法

❀ **按摩時間：**1~3分鐘

❀ **按摩次數：**早晚左右各一次

> 雙手食指伸直，以食指指腹
> 揉按左右穴位，每次1~3分
> 鐘。

逆齡按密技

每天持續輕按四白穴3分鐘，會發現皮膚開始變得細膩白
皙，若再搭配頸部的人迎穴，一面吐氣一面按壓約6秒鐘，重複
30次，還可促進臉部血液循環。

Tag

地倉穴

嘴角深紋不再來

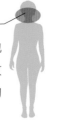
透視穴位

　　當受到風寒、感冒的侵襲，或是中風後出現眼睛、眼皮、臉頰抽動不止的症狀，甚至有口歪眼斜、不能遠視、不能閉眼、不能言語，講話口齒不清、流口水，吃東西無法咀嚼，眼肌痙攣等嚴重情形時，除了搭配中西醫的診治外，每日早晚按壓地倉穴各一次，亦有良好的調理功效。

　　地倉穴位在人體面部，於口角外側旁開約0.4寸處，下壓即是該穴。

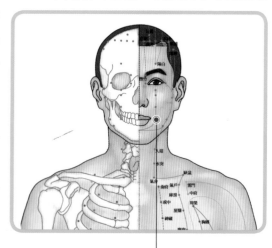

地倉

取穴超EASY

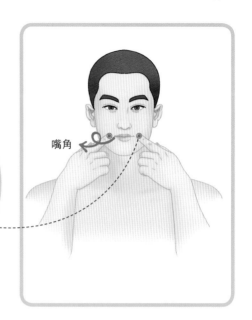

嘴角

地倉穴

正坐或仰臥，輕閉口，舉兩
手，用食指指甲垂直下壓嘴角
外側兩旁處即是。

按摩DIY

* **施力程度：**★★★★★
* **按摩指法：** 食指壓法
* **按摩時間：** 1~3分鐘
* **按摩次數：** 早晚左右各2次

用食指指甲垂直下壓嘴角兩
旁穴位，稍用力搯揉，每次
1~3分鐘。

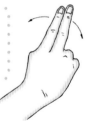

逆齡按密技

　　假使嘴角細紋與法令紋較多且深，可按揉地倉穴、迎香穴約
50~60次，重複40~50遍，若再搭配化妝水、除皺乳液，其美顏
效果更佳。

Tag

頰車穴

國字臉縮小的瘦臉奇蹟

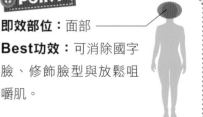

⊕ **POINT**

即效部位：面部

Best功效：可消除國字臉、修飾臉型與放鬆咀嚼肌。

透視穴位

人們因病而導致的口歪、眼斜，致使面部肌肉不協調，甚至扭曲變形，或類似如感冒的後遺症，中風後的口眼歪斜等，按壓頰車穴皆具有特殊療效。此外，頰車穴更是中醫美容常用的瘦臉穴位，可緩解發達的咀嚼肌，有縮小臉型的作用。

頰車穴位於下頜角前上方大約一橫指的位置，按其凹陷處（大約在耳下1寸左右），即用力咬牙時，咬合肌突起處即是。

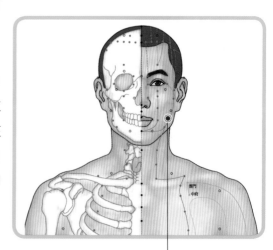

頰車 ——————

取穴超EASY

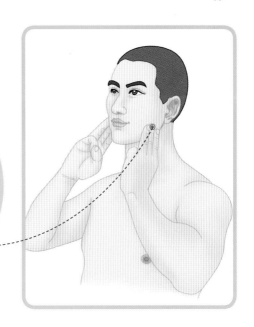

頰車穴

正坐或仰臥,輕咬牙。雙手大、小拇指稍彎,中間三指伸直,放於下巴頰部,中指指腹按壓咬合肌突起處即是。

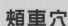 按摩DIY

✿ **施力程度:**★★★☆☆
✿ **按摩指法:**中指折疊法
✿ **按摩時間:**1~3分鐘
✿ **按摩次數:**早晚左右各一次

食指彎曲壓在中指上,用中指指腹揉按咬合肌突起處,可左右同時揉按(也可單側),每次按壓1~3分鐘。

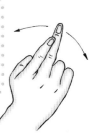

 逆齡按密技

　　若希望胖胖臉瘦下來,可每天以手掌或手指按壓頰車穴15分鐘,接著以冰水敷臉,可幫助腎臟代謝水分,迅速消除臉部浮腫,讓您慢慢恢復成美麗的瓜子臉。

Tag

下關穴

肌膚乾燥暗淡的神奇救星

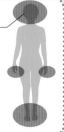

透視穴位

　　針對口耳相關的疾病，如耳鳴、牙痛等症，按壓下關穴有舒緩效果。根據史料記載，《類經圖翼》云：「下關穴治耳鳴耳聾，痛癢出膿。」《銅人》云：「下關穴主治偏風，口目歪，牙車脫臼。」《針灸甲乙經》云：「耳鳴、耳聾配下關、陽溪、關衝、腋門、陽關。」而現今臨床醫學已靈活運用下關搭配少數穴道來醫治，療癒效果極佳。

　　下關穴位於頭部側面，耳前一橫指，顴弓下陷處，張口時隆起，於閉口時取穴即是。

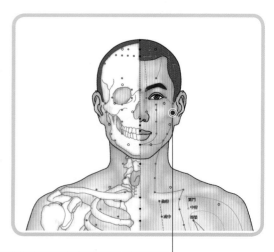

下關 ——

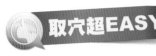
取穴超EASY

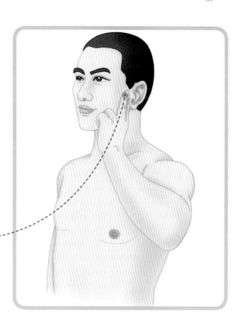

下關穴

正坐或仰臥、仰靠，閉口，手掌輕握拳，食指和中指併攏，食指貼於耳垂旁，中指指腹所在位置即是。

按摩DIY

❋ **施力程度：**★★★☆☆
❋ **按摩指法：**食指壓法
❋ **按摩時間：**1~3分鐘
❋ **按摩次數：**早晚左右各一次

用雙手食指指腹按壓下關穴，每次1~3分鐘，早晚左右各一次即可。

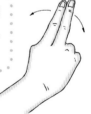

逆齡按密技

可利用雙手食指按壓下關穴，先順時鐘方向揉按100次，再逆時鐘方向100次，每天重複三次即可，除了能養顏美容，還有保護牙周關節的作用。

Tag
頭維穴
緊實拉提回春穴

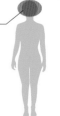
透視穴位

　　事實上，臉部和身體的皮膚並不相同。臉部之所以能呈現喜怒哀樂的表情，是因其顏面神經的關係；若臉部感到疼痛或出現痙攣，將關乎性命安危，應盡快治療。但調理方法並不難，只要經常按摩頭維穴便能舒緩症狀。

　　頭維穴位於頭側髮際中，於髮際點向上約一指寬處。意即額角髮際上0.5寸，頭正中線旁開4.5寸處即是。

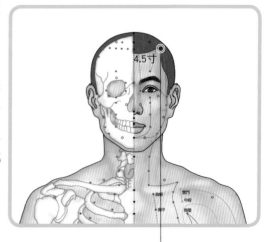

4.5寸

頭維

取穴超EASY

頭維穴

正坐或仰靠、仰臥，食指與中指併攏，中指指腹位於頭側髮際點處，其食指指腹所在位置即是。

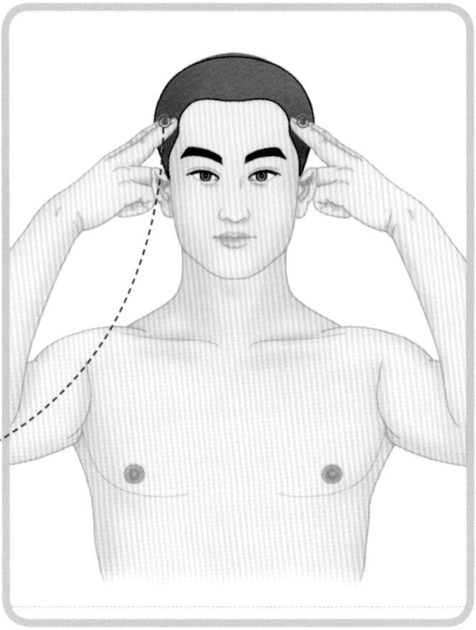

按摩DIY

- **施力程度：**★★★★★
- **按摩指法：**拇指壓法
- **按摩時間：**20~30秒
- **按摩次數：**一天約1~2次

在瞬間吐盡嘴裡空氣時，用雙手大拇指指腹使力按壓，每秒下壓1次，如此重複10~20次。

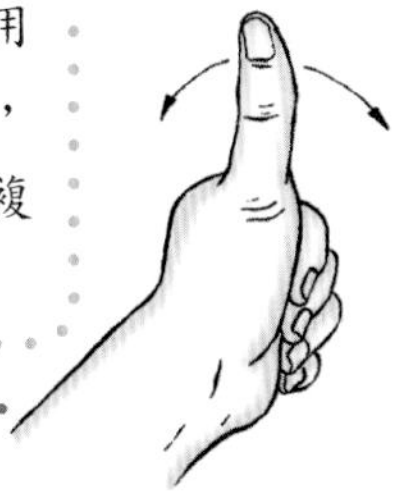

逆齡按密技

可利用雙手食指同時按壓頭維穴，間隔1~2秒下壓，連續按摩10~20次，有緊實顏面肌膚的作用。此外，按摩時往上拉提穴位，可防止臉部下垂。

Tag

人迎穴

消除雙下巴的緊膚奇穴

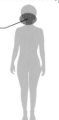

⊕ POINT

即效部位： 下巴

Best功效： 可促進臉部循環、緊實肌膚、消除雙下巴的作用。

透視穴位

　　人迎穴除了治療咽喉腫痛、氣喘、高血壓、頸淋巴結結核等症以外，也具有美容效果。根據中醫臨床理論，長期按壓此穴可達到瘦臉、緊緻皮膚、尖下巴的作用，並能延緩皮膚鬆弛的情形。根據文獻記載，《針灸甲乙經》云：「禁不可灸，刺入四分，過深不幸殺人。」以此說明針灸人迎穴時，宜注意下針深度，以免危及性命。

　　人迎穴位於頸部，在前喉結外側大約3公分處即是。

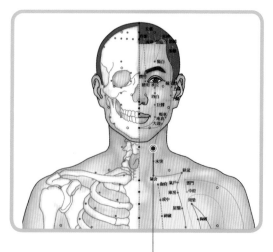

人迎

取穴超EASY

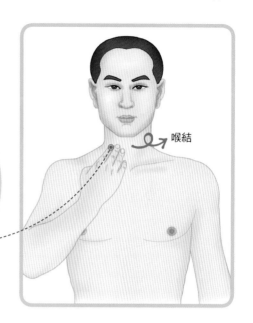

喉結

人迎穴

正坐或仰靠，拇指與小指彎曲，中間三指伸直併攏，將無名指置於喉結旁，其食指指腹所在處即是。

按摩DIY

❀ **施力程度：**★☆☆☆☆
❀ **按摩指法：**拇指壓法
❀ **按摩時間：**1~3分鐘
❀ **按摩次數：**早晚左右各1~2次

以大拇指指腹輕輕上下按壓人迎穴，左右各1~3分鐘，早晚約1~2次即可。

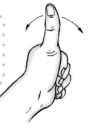

逆齡按密技

　　除了按壓人迎穴外，亦可搭配位於嘴脣斜下、下巴骨凹處的大迎穴，關鍵是一邊吐氣，一邊用拇指按壓6秒鐘；而人迎重複10次，大迎重複30次，有緊膚、消除雙下巴的作用。

Tag

乳中穴

堅挺雙峰的豐胸特效穴

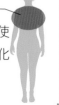

透視穴位

　　根據古籍記載，《素問》云：「刺乳上，中乳房，為腫根蝕。」《針灸甲乙經》曰：「禁不可灸刺，灸刺之，不幸生蝕瘡，瘡中有膿血清汁者可治。瘡中有息肉，若蝕瘡者死。」以此說明乳房為胸中氣血交會之處，若刺乳上之穴而誤針乳房，將出現氣結不散，最後轉成瘤而潰爛，致使乳根皆蝕，難以痊癒，故針灸時應小心謹慎。

　　乳中穴位在乳頭正中央處，拇指下壓即是該穴。

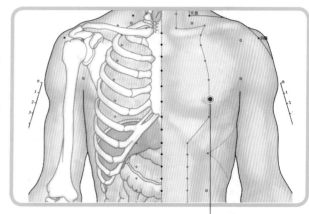

乳中 ————

取穴超EASY

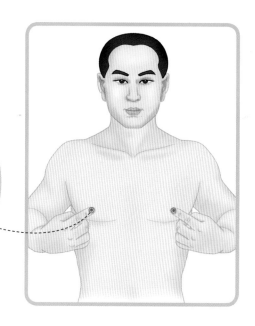

乳中穴

將食指指腹置於胸部乳頭中央，其食指指腹所在處即是該穴。

 按摩DIY

❀ **施力程度：**★☆☆☆☆
❀ **按摩指法：**食指壓法
❀ **按摩時間：**1~3分鐘
❀ **按摩次數：**早晚左右各一次

大拇指或食指輕捏乳頭揉轉，或以食指指腹按壓，每次輕揉1~3分鐘。

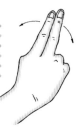

 逆齡按密技

　　若希望擁有傲人雙胸，使乳房集中、堅挺，可利用手指指腹以圈狀方式按摩乳中穴，一次按壓10下，一天約5~6次，不僅能預防胸部下垂，還有消除副乳的作用。

Tag

乳根穴

按乳根告別太平公主

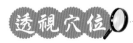

透視穴位

　　據中醫臨床顯示，每天早晚各花3分鐘按摩乳根穴，能使胸部的血凝氣淤獲得緩解，不僅對乳房有保健作用，還有豐胸效果。根據史實記載，《針灸甲乙經》云：「胸下滿痛，膺腫，乳根主之。」《醫宗金鑒》也表示，針對小兒龜胸，按摩乳根穴有治療效果。

　　乳根穴位在人體胸部，乳頭直下，乳房根部凹陷處即是。

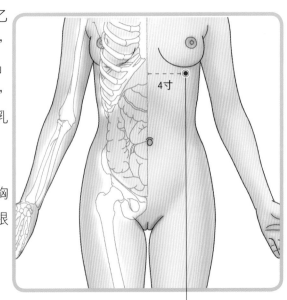

4寸

乳根

取穴超EASY

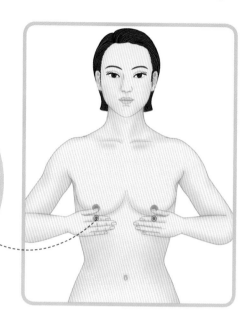

乳根穴

仰臥或正坐，輕舉兩手，覆掌於乳房，大拇指在乳房上，其餘四指在乳房下，食指貼於乳房邊緣，則食指指腹所在處即是。

 按摩DIY

❀ **施力程度：**★★★☆☆
❀ **按摩指法：**二指壓法
❀ **按摩時間：**3~5分鐘
❀ **按摩次數：**早晚左右各一次

以中指、食指指腹施力按壓，每天早晚各揉按3~5分鐘，早晚左右各一次。

 逆齡按密技

　　從乳根穴的命名即知本穴為乳房發育的根本，經常暢通乳根穴，可使其發展順暢，進而增加乳房的承托力，拉提胸部，豐胸效果顯著。

滑肉門穴

健美瘦身兼消脂

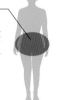
透視穴位

中醫臨床研究顯示，長期按摩滑肉門穴，有減肥瘦身之效。根據史料記載，《外台秘要》曰：「主狂癲疾，吐舌。」《類經圖翼》曰：「癲狂，嘔逆，吐血，重舌，舌強。」由此可知，滑肉門穴可治療癲疾、嘔吐、舌頭僵硬等症。

滑肉門穴位於人體上腹部，在肚臍上方1寸處，距前正中線2寸處即是。

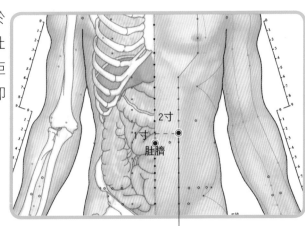

2寸

寸

肚臍

滑肉門 ————

取穴超EASY

滑肉門穴

仰臥或正坐，大拇指與小指彎曲，中間三指伸直併攏，手指朝下，以食指第一關節貼於肚臍之上，則無名指第二關節所在處即是。

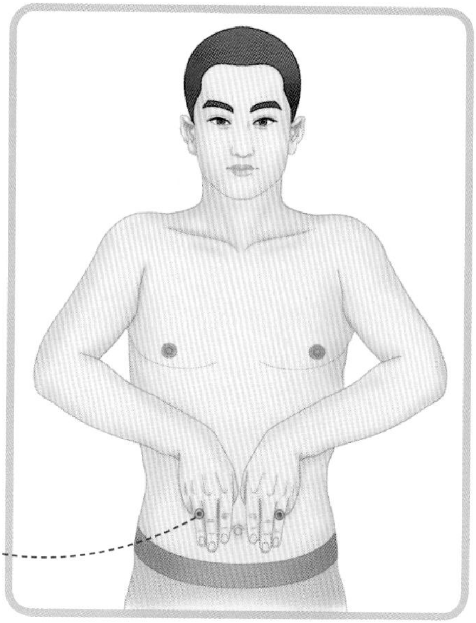

按摩DIY

- **施力程度：**★★★★★
- **按摩指法：**三指壓法
- **按摩時間：**1~3分鐘
- **按摩次數：**早晚左右各一次

以食、中、無名三指指腹垂直下壓，再向外拉，出力揉按，早晚各一次，每次1~3分鐘。

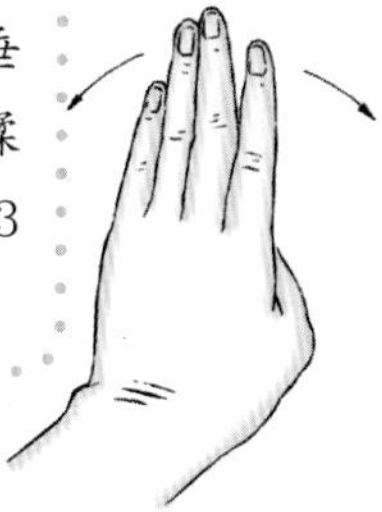

逆齡按密技

按摩滑肉門穴時，須保持站立或坐姿。可於飯前用手掌上下、左右按揉3分鐘，每天3次；唯飯後按摩時，不宜過度用力，以免妨礙胃部消化。

Tag
天樞穴
燃燒脂肪甩小腹

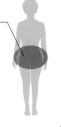

透視穴位 🔍

　　現代人經常有消化不良和排泄不暢的困擾，諸如便祕、吃了腐敗食物所導致的腹瀉、腹痛難忍等，不但讓人極其難受，更造成身體健康的危害。當遇到此種情況時，只要按摩天樞穴，就能改善腸胃蠕動，達到舒緩之效。此外，按摩天樞穴還有通便、燃燒脂肪的作用！

　　天樞穴位在中腹部，肚臍左右兩側三指寬2寸處，下壓即是該穴。

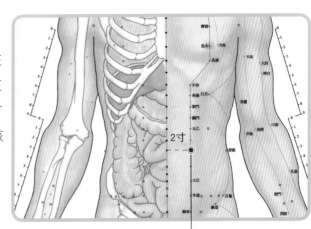

天樞 ————

取穴超EASY

天樞穴

仰臥或正坐，雙手手背向外，大拇指與小指彎曲，中間三指併攏，以食指指腹貼於肚臍，無名指所在處即是該穴。

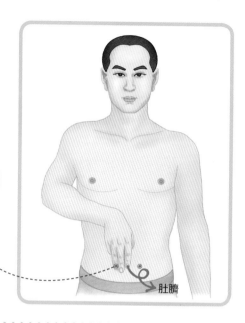

肚臍

按摩DIY

❈ **施力程度：**★★★☆☆
❈ **按摩指法：**三指壓法
❈ **按摩時間：**1~3分鐘
❈ **按摩次數：**早晚左右各一次

雙手掌心向下，以食、中、無名三指垂直下按並向外揉壓，施力點在中指指腹。每天早晚各一次，每次約1~3分鐘。

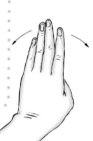

逆齡按密技

　　若希望加強天樞穴的減肥效果，每天可按壓200下，最好在上午7點到9點間進行，不僅能促進腸胃蠕動、排除宿便，還有平坦小腹、修飾曲線之效。

Tag

歸來穴

不花錢的按摩束腰法

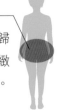

透視穴位

　　經常按摩歸來穴，不僅能治療疝氣和痛經，對於因腎臟寒濕所致的男子睪丸內收和女子子宮脫垂等疾病，都具有良好療效。據《針灸大成》表示，此穴「主小得奔豚，卵上入腹，引莖中痛，七疝，婦人血臟積冷」；《針灸甲乙經》中說：「奔豚，卵上入，痛引莖，女子陰中寒，歸來主之。」可見歸來穴對改善人體生殖器官疾病之功效。

　　歸來穴位於人體下腹部，在臍中下方4寸，距前正中線2寸處即是。

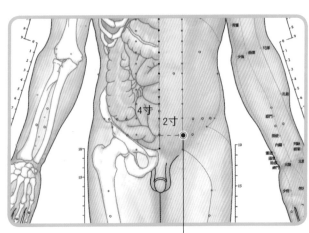

4寸　2寸

歸來

取穴超EASY

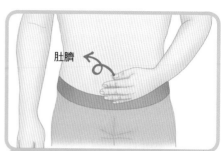

肚臍

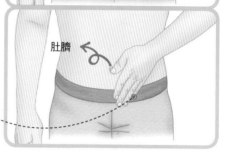

肚臍

歸來穴

仰臥，大拇指貼於肚臍之處，
其餘四指位於肚臍之下。以小
指為基點，翹起拇指，將其餘
四指朝下，食指貼於原小指基
點，則小指所在處即是。

 按摩DIY

❀ **施力程度：**★★★☆☆
❀ **按摩指法：**三指壓法
❀ **按摩時間：**1~3分鐘
❀ **按摩次數：**早晚左右各一次

舉雙手，以食、中、無名
三指指腹垂直下按腹部兩
側穴位。以中指力道最強，
由內而外揉按，每日早晚各
1~3分鐘。

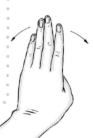

逆齡按密技

　　每天早晚可利用雙手的小魚際，從不容穴（臍中上6寸，
前正中線旁開2寸處）沿著足陽明胃經推揉至歸來穴，有纖體瘦
身、消除脂肪的作用。

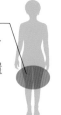

Tag

伏兔穴

大腿纖細的塑腿專家

⊕ POINT

即效部位：大腿

Best功效：伏兔穴除了能調理脾胃機能外，還有纖細大腿的作用。

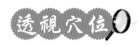

透視穴位

中老年人由於缺乏運動、施力點錯誤等原因，致使膝蓋和腳產生不適，例如雙腳酸軟無力、膝蓋冰冷等。遇到這種情況，每天只要按摩伏兔穴，便可暢通下肢膝蓋及雙腳的氣血循環。

根據《針灸甲乙經》云：「寒疝，下至腹腠，膝腰痛如清水，大腹諸疝，按之至膝上。」載明伏兔穴對腰腹不適、疝氣等療癒效果。

伏兔穴位在大腿正面，膝蓋骨外上緣直上6寸處，下壓即是該穴。

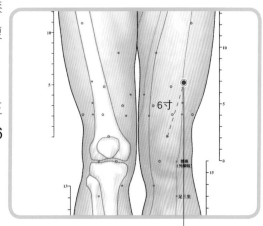

6寸

伏兔

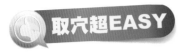

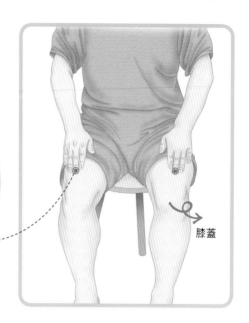

膝蓋

伏兔穴

正坐，雙手食、中、無名三指放於大腿前外側，從膝蓋線上往上延伸1/3處，其餘兩指翹起，則中指所在處即是該穴。

按摩DIY

❀ **施力程度：**★★★☆☆
❀ **按摩指法：**三指壓法
❀ **按摩時間：**1~3分鐘
❀ **按摩次數：**早晚左右各一次

用雙手食、中、無名三指垂直揉按；或可輕握拳，用手背指節突起處揉按。每天早晚各按一次，每次約1~3分鐘。

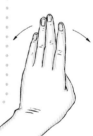

 逆齡按密技

　　欲加強伏兔穴的功效，可利用敲打與按摩兩種方式，前者為間隔1~2秒敲一次，每天50~100下；後者則是以大拇指指腹按摩穴位5秒，按壓時搭配吐氣放鬆，吸氣時休息2~3秒，重複10次即可。

Tag

梁丘穴

脂肪代謝助減肥

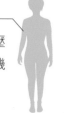

⊕ POINT

即效部位：全身
Best功效：經常按壓
梁丘穴，有增進腸胃機
能、消脂減肥的效果。

透視穴位

　　梁丘穴為胃經上的郤穴，是凝聚各經經氣之處，有理氣和胃、通經活絡的作用，常用於治療急性疾病，例如急性腸胃炎、腹瀉等。此外，胃酸過多所引起的不適，亦可按摩梁丘穴，能有效緩解胃腸不適的症狀。

　　取梁丘穴時，應先屈膝，於大腿前，當髂前上棘與髕底外側端的連線上，髕底上2寸處即是該穴。

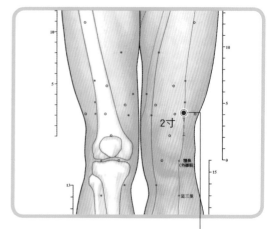

梁丘

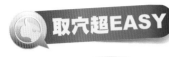

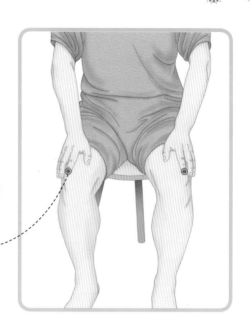

梁丘穴

當用力伸展膝蓋時，其筋肉突出的凹陷處即是該穴；即從膝蓋骨右端，約三個手指左右的上方處即是。

按摩DIY

✿ **施力程度：**★★★☆☆
✿ **按摩指法：**中指折疊法
✿ **按摩時間：**1~3分鐘
✿ **按摩次數：**早晚左右各一次

雙手掌心向下，輕置膝蓋上。以中指指腹施力深入穴位，垂直揉按。每天早晚各一次，每次約1~3分鐘。

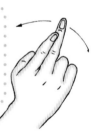

逆齡按密技

　　利用大拇指刺激梁丘穴，並朝大腿方向施力時，須以大拇指加強震動該穴，每次按壓20~30秒後，休息5秒再繼續，能強化瘦大腿的作用。

Tag
足三里穴
抗衰逆齡不老穴

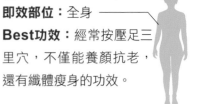

透視穴位

　　若突然感到胃部抽搐，或遇到胃腹悶脹、吐酸、嘔吐、腹瀉、便祕等症，經常按摩足三里穴，可改善不適。

　　而《內經·靈樞》云：「邪在脾胃，則病肌肉痛，陽氣有餘，陰氣不足，則熱中善飢；陽氣不足，陰氣有餘，則寒中腸鳴腹痛。陰陽俱有餘，若俱不足，則有寒有熱，皆調於足三里。」以此說明足三里穴對人體腹部的保健功效。

　　足三里穴位於小腿前外側，於犢鼻穴下3寸，距脛骨前後一橫指（中指）處。

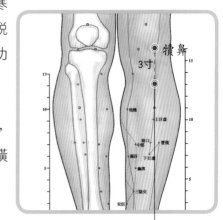

犢鼻
3寸

足三里

取穴超EASY

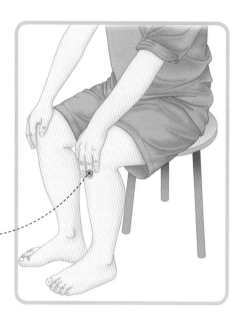

足三里穴

正坐，屈膝90度，手心對髕骨（左手對左腿，右手對右腿），手指向下，無名指指端即是該穴。

 按摩DIY

❀ **施力程度：**★★★★★
❀ **按摩指法：**中指折疊法
❀ **按摩時間：**1~3分鐘
❀ **按摩次數：**早晚左右各一次

以中指指腹垂直施力按壓，每日早晚各一次，每次1~3分鐘。

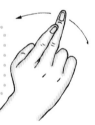

 逆齡按密技

　　在搭車或上班休息時，可經常按摩足三穴，即以大拇指或中指按壓足三里穴，每次5~10分鐘，會出現酸脹、發熱之感，不僅能調理腸胃，更有消脂效果。

Tag

豐隆穴

抑制食慾最有效

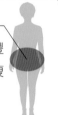
透視穴位

　　當胸悶有痰，整天都在咳嗽，且經常感到喉嚨有異物淤塞時，只要按摩豐隆穴，便能得到改善。《針灸甲乙經》曰：「厥頭痛，面浮腫，煩心，狂見鬼，嘻笑不休。」《備急千金要方》曰：「主胸痛如刺，腹若刀切痛。」以此說明豐隆穴對頭痛、腹痛等療效。

　　豐隆穴位於足外踝上8寸（大約在外膝眼與外踝尖的連線中點）處即是。

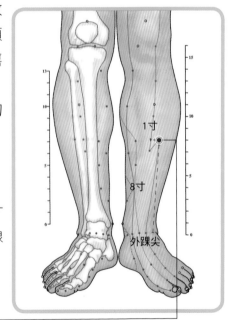

1寸

8寸

外踝尖

豐隆

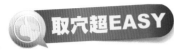 取穴超EASY

豐隆穴

正坐，屈膝，垂足。一手手指放於同側腿部，其中指位於外膝眼到外踝尖連線的中點處，則中指所在處即是該穴。

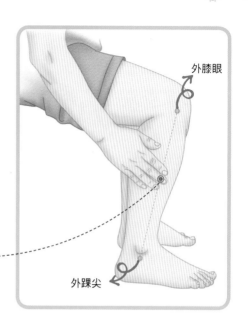

外膝眼

外踝尖

 按摩DIY

❀ **施力程度：**★★★☆☆
❀ **按摩指法：**三指壓法
❀ **按摩時間：**1~3分鐘
❀ **按摩次數：**早晚左右各一次

以食、中、無名三指指腹按壓（中指施力），每日早晚各一次，每次1~3分鐘。

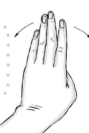

逆齡按密技

　　若要降低空腹感，按壓豐隆穴可達到節食效果。此外，若對豐隆和三陰交穴進行穴位刮痧，不僅能抑制食慾，還有防止小腿水腫的作用。

Tag

解谿穴

掃除體內廢物的清道夫

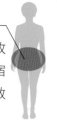
透視穴位

　　若出現牙疼、心煩、眉棱骨痛、眼睛佈滿紅絲，或者臉色越泛灰黑，伴有浮腫等現象時，按摩解谿穴有舒緩之效。據《針灸甲乙經》云：「白膜覆珠，瞳子無所見，解谿主之。」《備急千金要方》云：「腹大下重；厥氣上柱腹大；膝重腳轉筋，濕痹。」《類經圖翼》曰：「瀉胃熱。」由上述文獻可知，解谿穴對眼睛、腹部、踝膝等部分疾患有治療效果。

　　解谿穴位在足背踝關節橫紋的中點，兩筋之間凹陷處即是。

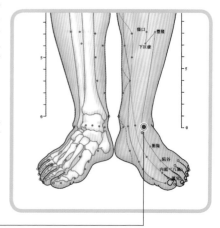

解谿

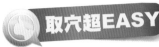

取穴超EASY

解谿穴

正坐，一腿屈膝，腳放平，用同側手掌撫膝蓋處，大拇指在上、四指指腹循脛骨直下至足腕，在繫鞋帶處、兩筋之間凹陷處即是。

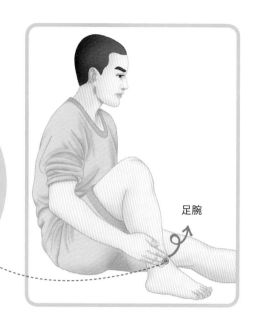

足腕

按摩DIY

❀ **施力程度：**★★★★★
❀ **按摩指法：**中指折疊法
❀ **按摩時間：**1~3分鐘
❀ **按摩次數：**早晚左右各一次

以中指指腹向內施力按壓穴位，每天早晚各一次，每次1~3分鐘。

逆齡按密技

　　欲加強解谿穴的效果，可利用原子筆筆頭、牙籤等尖物按壓該穴3~5分鐘，有助於排出廢物，加速新陳代謝。但使用牙籤時，力道宜輕，避免刺傷皮膚。

內庭穴
一按不餓縮胃穴

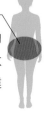
透視穴位

當感到四肢冰冷、渾身氣血不暢、容易心煩意亂時，可按摩內庭穴，緩解不適之效。針灸歌賦《馬丹陽天星十二穴治雜病歌》曰：「內庭次趾外，本屬足陽明，能治四肢厥，喜靜惡聞聲，癮疹咽喉疼，數欠及牙疼，瘧疾不能食，針著便惺惺。」以此說明內庭穴對四肢冰冷、咽喉疼痛具有治療作用。

內庭穴位在足次趾與中趾之間，腳趾縫盡處凹陷中即是。

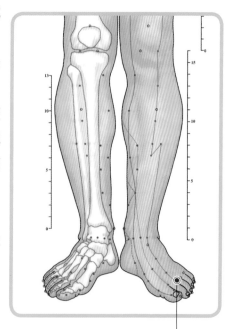

內庭

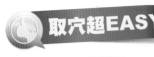取穴超EASY

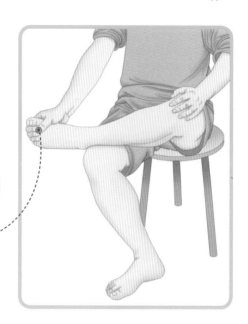

內庭穴

正坐屈膝，抬腳置另一腿上，把另一手四指置於腳底托著，將其大拇指放在腳背，並移動到次趾與中趾之間，腳趾縫盡處凹陷中即是。

按摩DIY

✿ **施力程度：**★★★☆☆
✿ **按摩指法：**拇指壓法
✿ **按摩時間：**1~3分鐘
✿ **按摩次數：**早晚左右各一次

彎曲大拇指，用指尖下壓揉按穴位，早晚各一次，先左後右，各約1~3分鐘。

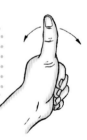

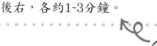逆齡按密技

　　要加強內庭穴的功效，可用一個小圓鈍頭的物品（如原子筆）深入刺激穴點，並以順時鐘方式按壓，由輕到重，反覆數次即可。

脾經凍齡鑰穴TOP3

TOP 1 　三陰交穴　不老回春凍齡穴

TOP 2 　血海穴　氣血充足肌膚**Q**彈

TOP 3 　陰陵泉穴　瘦身消腫塑小腿

Beauty & Slim

Chapter ④

不可不知的美體經穴

足太陰脾經

🎵 一指搞定！ 脾經穴美容特點：

　　脾經能運化水濕，有消除水腫、美肌抗衰、強化生殖器官功能的作用。尤其中醫特別推薦三陰交穴，不僅能促進血液循環，還可改善下半身水腫，有養顏、調理月經與荷爾蒙分泌的功效。

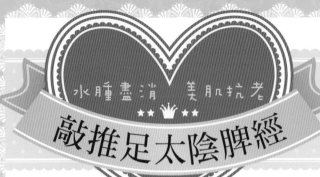

水腫盡消　美肌抗老

敲推足太陰脾經

強項

　　敲推脾經可美容抗老，調理月經，改善荷爾蒙分泌，為女性的美麗肌密！

PLUS
美肌便利貼

可用大拇指沿著脾經按壓，以感到明顯酸脹程度者為佳，或者用熱水袋、熱毛巾熱敷，以加速脾經的運行。

由上往下

由下往上

大包

大橫

血海

陰陵泉

地機

三陰交

太白

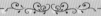

👆按摩手法：☑敲法　、☑推法

🔄按摩方向：大腿外側由上往下，小腿內側由下往上。

⏱按摩時間：5分鐘

💪力道程度：★★★★★

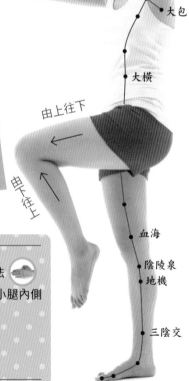

足太陰脾經

養顏瘦身功效：

　　足太陰脾經為陰經，與臟腑聯繫最緊密，尤其是脾、胃和心，同時脾經也是治療婦科病的首選經穴。此經脈始於腳大趾末端，後從胃分出支脈，通過膈肌，流注心中，接手少陰心經，主要循行在胸腹部及下肢內側。

　　每天敲揉脾經，有改善面色蠟黃、皮膚粗糙的作用，甚至還能抑制臉部青春痘、面皰等情形。此外，推揉脾經能強化微血管，防止破裂，有調理脾臟、促進消化、加速新陳代謝等作用。

　　上午9點到11點為人體血氣循環至脾經之時，也是氣血最旺的階段。因此不宜食用燥熱及辛辣刺激性食物，不論補氣補血或補陽補陰，都要顧及脾胃，避免傷及健康。中醫認為，脾能運化水穀，若飲食不節或過於勞累都會損脾之氣，故飲食七分飽對人體最不會產生負擔。

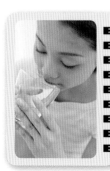

 凍齡 Tips　經絡行事曆

循行時間：上午9點～上午11點 🕐
循行經絡：足太陰脾經
✔宜：應慢慢補充約莫6杯水的水量，且不宜吃冰。
🚫忌：不宜食用過於燥熱、辛辣的食物。

Tag

太白穴

打造纖細大腿線條

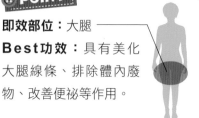
透視穴位 🔍

太白穴出自《靈樞・本輸》，屬於足太陰脾經。在人體穴位上是土經之土穴，也是脾經的原穴。在中醫理論裡，脾主肌肉，假使人們突然出現激烈動作或搬過重物品，將使脾氣過度耗損，肌肉內部氣虛，此時敲打或揉按太白穴，能舒通經氣，緩解肌肉酸痛的症狀。

太白穴位於足內側緣，足大趾本節（第一蹠骨關節）後下方赤白肉際凹陷處。

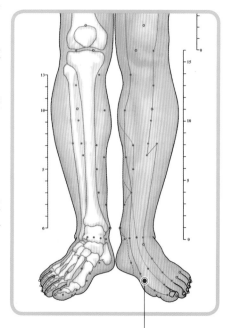

太白 ——

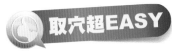

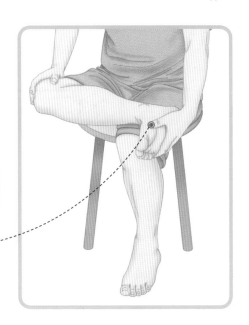

太白穴

正坐，抬腳放置另一大腿上。以另一手大拇指按腳的內側緣，靠近足大趾的凹陷處即是。

按摩DIY

❀ **施力程度：**★★★☆☆
❀ **按摩指法：**拇指壓法
❀ **按摩時間：**1~3分鐘
❀ **按摩次數：**早晚左右各一次

以大拇指指腹垂直按壓穴位，每日早晚各一次，每次左右穴位各約1~3分鐘。

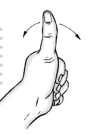

逆齡按密技

利用腳跟互踩另一隻腳的太白穴3分鐘，有按摩作用。若在吃飯前進行，能修飾大腿線條、降低體內廢物囤積下半身，以預防大象腿的產生。

Tag
三陰交穴
不老回春凍齡穴

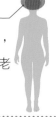
透視穴位

「三陰交」的名稱最早出現於《黃帝明堂經》，被視為三陰經的交會穴。其為肝、脾、腎三條陰經的交會穴，因肝藏血、脾統血、腎藏精，而腎為先天之本，脾為後天之本，且先天有賴於後天的滋養，後天來自先天促動等原因，故經常按揉三陰交，可調補肝、脾、腎三經氣血，有延年益壽、預防衰老的作用。

三陰交穴位在人體小腿內側，足內踝上緣三指寬，踝尖正上方脛骨邊緣凹陷處即是。

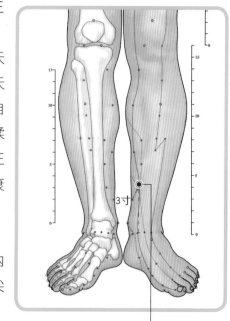

3寸

三陰交

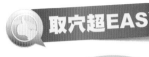取穴超EASY

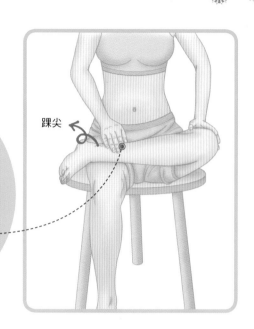

踝尖

三陰交穴

正坐，抬腳置另一腿上，另一手的四指（除大拇指外）併攏伸直，將小指放在足內踝上緣處，則食指下、踝尖正上方脛骨邊緣凹陷處即是該穴。

按摩DIY

❋ **施力程度：**★★★☆☆
❋ **按摩指法：**拇指壓法
❋ **按摩時間：**1~3分鐘
❋ **按摩次數：**早晚左右各一次

以大拇指指尖垂直按壓穴位，每天早晚各一次，每次左右腳各1~3分鐘。

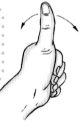

逆齡按密技

　　如果想在40歲以後，還能維持姣好容顏，讓臉部依舊緊緻明亮，除了維持規律的飲食外，經常在晚上9點左右，三焦經當令時，按揉左右腿的三陰交穴各20分鐘有抗老之效。

地機穴
瘦腿消腫循地機

即效部位：小腿
Best功效：有健脾和胃、消除水腫的作用，尤其瘦小腿的效果極佳。

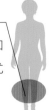

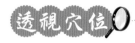

透視穴位

　　地機穴為脾經之郄穴，是本經經氣深聚之處，其穴位有較強的解痙鎮痛、行氣活血之效，主治腹痛、腹瀉、水腫、小便不利、經期不順、痛經、遺精等症。若希望加強修飾小腿線條，按摩地機穴時，搭配足三里穴，效果加倍！

　　地機穴位於人體的小腿內側，當內踝尖與陰陵泉穴的連線上，即陰陵泉穴下3寸處即是。

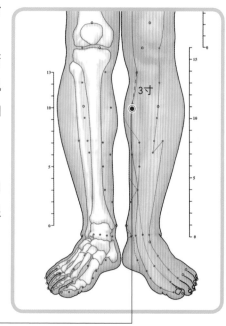

3寸

地機

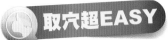

取穴超EASY

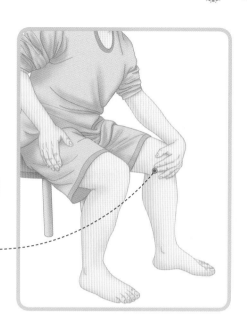

地機穴

正坐或仰臥，於陰陵泉直下3寸，當陰陵泉與三陰交的連線上，脛骨內側後緣處取穴即是。

按摩DIY

✿ 施力程度：★★★☆☆
✿ 按摩指法：拇指壓法
✿ 按摩時間：1~3分鐘
✿ 按摩次數：早晚左右各一次

用大拇指指甲垂直掐按穴位，每日早晚各一次，每次左右穴位各約1~3分鐘。

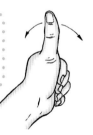

逆齡按密技

　　每天可在胃經、脾經的瘦小腿關鍵穴上敲4下，有纖細小腿的作用。胃經請依循足三里→上巨虛→下巨虛→豐隆順序敲擊，脾經則為陰陵泉→地機→漏谷→三陰交，其效果極佳。

Tag

陰陵泉穴

瘦身消腫塑小腿

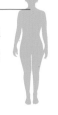

透視穴位 🔍

根據醫書記載，《備急千金要方》云：「陰陵泉、關元，主寒熱不節，腎病不可俯仰，氣癃尿黃；陰陵泉、陽陵泉，主失禁遺尿不自知；陰陵泉、隱白，主胸中熱，暴泄。」由此可知，按壓陰陵泉穴可緩解小便不通、遺尿等症。此外，長期按壓陰陵泉穴，還有減肥、美化小腿曲線的功效。

陰陵泉穴位在人體小腿內側，膝下脛骨內側凹陷處，與陽陵泉相對即是。

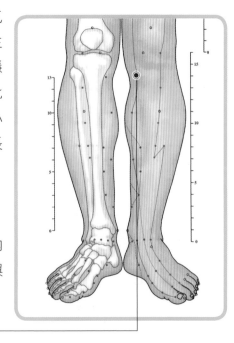

陰陵泉 ⎯⎯⎯⎯

取穴超EASY

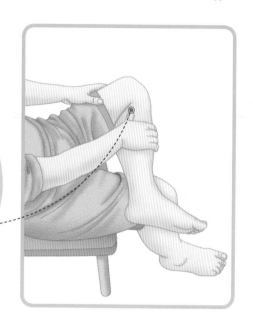

陰陵泉穴

正坐，將左腳置於右膝上。右手輕握膝蓋下方，其拇指指尖所在膝下內側凹陷處即是。

按摩DIY

❀ **施力程度**：★★★★★
❀ **按摩指法**：拇指壓法
❀ **按摩時間**：1~3分鐘
❀ **按摩次數**：早晚左右各一次

一手輕握膝下處，彎曲大拇指，以指尖由下向上出力揉按。每天早晚各一次，每次左右穴各1~3分鐘。

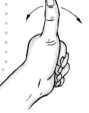

逆齡按密技

　　上班族長期久坐辦公或久站者，容易出現小腿腫脹的情形。若能每天刺激陰陵泉穴4~5分鐘，可使氣血運行順暢，能有效消除惱人的蘿蔔腿。

Tag

血海穴
氣血充足肌膚Q彈

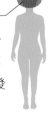

透視穴位

有時蹲下撿拾地上物品起身，或者俯身取物之後站立，若突然感到眼前發黑、天旋地轉，彷彿要暈倒一般，平時就要勤按血海穴，對身體氣血有調理保健的功能。

根據史書記載，《針灸甲乙經》曰：「若血閉不通，逆氣脹，血海主之。」《大成》曰：「暴崩不止，血海主之。」《類經圖翼》曰：「主帶下，逆氣，腹脹。」可見血海穴對婦女病的療效。

欲取血海穴應先屈膝，在大腿內側，髕底內側端上2寸，股四頭肌內側頭的隆起處即是。

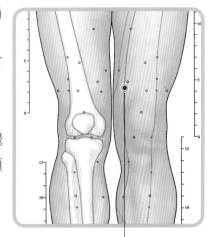

血海

取穴超EASY

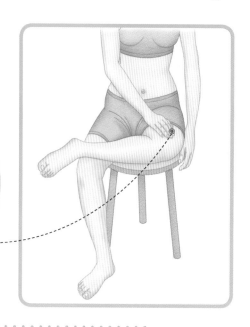

血海穴

正坐，翹左足放在右膝上，將右手拇指以外的四指併攏，小指尖置於膝蓋骨內側上角，則食指所在位置即是該穴。

按摩DIY

❋ **施力程度：**★★★☆☆
❋ **按摩指法：**拇指壓法
❋ **按摩時間：**3~5分鐘
❋ **按摩次數：**早晚左右各一次

四指放在膝蓋上，小拇指在膝蓋內側上方。彎曲大拇指，以其指尖按揉穴位，每天早晚各一次，每次左右腳各3~5分鐘。

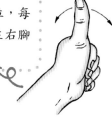

逆齡按密技

　　若能在每天上午9點到11點刺激血海穴，其效果最好，因這個時段是脾經經氣旺盛之時，人體陽氣呈上升狀態，故輕揉血海穴3分鐘，有養顏之效。

大橫穴

熨平腹部肥胖紋

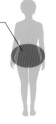

透視穴位

由於生活步調快速，加之工作忙碌、壓力大，情緒容易陷入緊張而造成腸胃機能失調，出現便祕，久之便形成中廣型身材。欲解決便祕、排便不順的問題，除了每天多喝水、攝取富含纖維質的蔬菜外；長期按壓此穴，還能有效改善身體和腸胃功能不適，有消除腰腹肥胖的作用。

大橫穴位於人體腹中部，距臍中4寸處，下壓即是該穴。

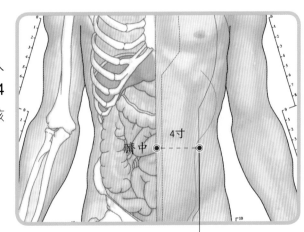

臍中　　4寸

大橫

取穴超EASY

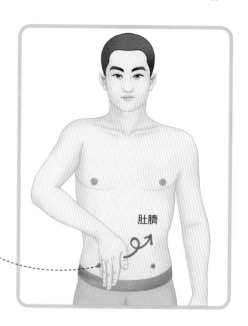

肚臍

大橫穴

正坐或仰臥，右手五指併攏，手指朝下，將大拇指置於肚臍處，則小指邊緣與肚臍所對位置即是。

 按摩DIY

❀ **施力程度：**★★★☆☆

❀ **按摩指法：**中指折疊法

❀ **按摩時間：**1~3分鐘

❀ **按摩次數：**早晚左右各一次

以兩手中指指尖垂直下壓（此時吸氣、縮腹，效果更佳）揉按，每天早晚各一次，每次約1~3分鐘。

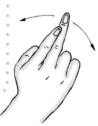

 逆齡按密技

　　除了以手指按壓大橫穴外，亦可搭配精油進行。以肚臍為中心點，用手掌配合大腸方向，順時鐘按摩，可達到排便效果。若是腹瀉者，則是逆時鐘方向進行。

Tag
大包穴
豐胸美容一穴俱全

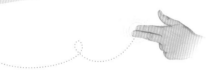
透視穴位

　　大包穴出自《靈樞・經脈》，屬於足太陰脾經，是脾經中的主要穴位之一。

　　根據中醫說法，肺癌病人的大包穴周圍通常都會有一些腫塊，經常按摩此穴，有利於清除穴內瘀血，消除腫塊，並可調理肺氣，有改善和養護肺部的功效。

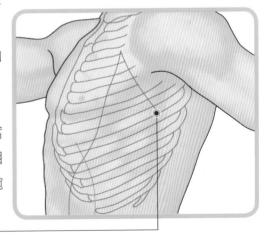

　　大包穴位在人體腋窩下、腋中線直下6寸處，相當於自己的中指尖到手腕橫紋長度。

大包 ——

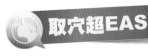
取穴超EASY

大包穴

正坐或仰臥，右手五指併攏，指尖朝上，將中指指尖放在左腋窩下之中線處，則手腕橫線中點所對之處即是該穴。

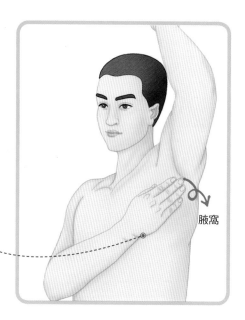

腋窩

按摩DIY

❀ **施力程度：**★★☆☆☆
❀ **按摩指法：**中指折疊法
❀ **按摩時間：**1~3分鐘
❀ **按摩次數：**早晚左右各一次

雙手環抱胸前，用中指指尖揉按，每天早晚各一次，每次1~3分鐘。

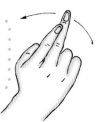

逆齡按密技

　　欲使胸部集中堅挺，雙手可從胸外側向內推壓胸部36次，再以手掌包覆胸部，拇指放到大包穴並旋轉按壓36次，最後再搓揉大包穴36次即可。

心經凍齡鑰穴TOP3

TOP 1 　**少海穴　甩掉胖手臂的超效方法**

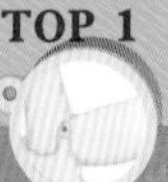

TOP 2 　**少府穴　白裡透紅的天然祕方**

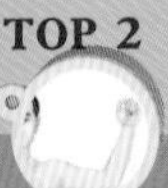

TOP 3 　**青靈穴　和蝴蝶袖說Bye Bye**

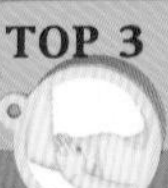

Chapter ⑤

不可不知的美體經穴
手少陰心經

♪一指搞定！心經穴美容特點：

　　現代人多有來自生活與工作的壓力，因此容易出現心神不寧、失眠等問題，而心經正與其關連甚深。由於心藏神，故能消除疲勞，改善神經衰弱、失眠、情緒不穩的情形；且心亦主血，因此血脈通暢，則臉色紅潤光滑。

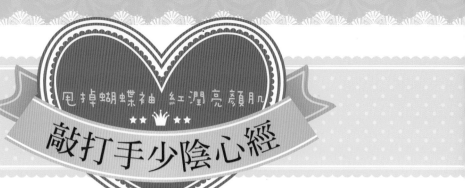

敲打手少陰心經

甩掉蝴蝶袖 紅潤亮顏肌

中醫認為，出現蝴蝶袖是因心臟不佳，故暢通心經，有纖細手臂、潤顏之效！

小指尖到腋窩

少府　神門　少海　青靈

PLUS
美肌便利貼

按摩心經上的穴位可促進經絡循環，若再沿著手臂靠小指面的經絡敲打，雕塑手臂的效果更佳。

☛按摩手法	☑敲法　、□推法
↻按摩方向	可時常敲打沿手臂下方靠小指一側的經絡，從小指尖端敲至腋窩處即可。
⏱按摩時間	5分鐘
▭力道程度	★★★★☆

手少陰心經

心 經 *養顏瘦身功效：*

　　手少陰心經屬於心，與心臟關係密切，是主宰人體的重要經脈。此經脈從心開始，出於小指末端，接手太陽小腸經，主要循行在上肢內側後緣。

　　由於心主血，故血脈不順或血虛將導致面色晦暗慘白，因此經常敲打心經，不僅能亮顏活膚，還有安心安眠、消除疲勞的作用。尤其暢通手臂下方的心經，還可減去贅肉，有纖細手臂、消除蝴蝶袖的效果！

　　而上午11點到下午1點為手少陰心經的循行時間，此時是心經氣血充盈的時辰，應調養休息。若午餐不會吃得太飽，建議飯後10～20分鐘小睡片刻，有提振精神的作用；但太撐則不可馬上入睡，以免妨礙腸胃消化。

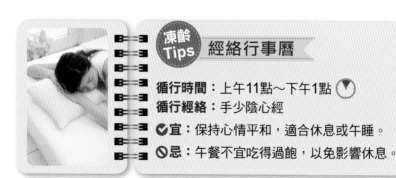

凍齡 Tips　經絡行事曆

循行時間：上午11點～下午1點 🌙

循行經絡：手少陰心經

✅**宜：**保持心情平和，適合休息或午睡。

🚫**忌：**午餐不宜吃得過飽，以免影響休息。

青靈泉穴

和蝴蝶袖說Bye Bye

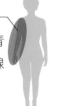

⊕ POINT

即效部位：手臂

Best功效：經常推揉青靈泉穴，可修飾手臂線條、消除下方鬆軟贅肉。

透視穴位

《太平聖惠方》記載：「青靈二穴，在肘上三寸，伸肘舉臂取之。」在明抄本《針灸甲乙經》、《備急千金要方》、《千金翼方》、《外台秘要》、《醫心方》中云：「清冷淵二穴，在肘上三寸，伸受教育舉臂取之。」其實，「青靈」和「清冷淵」為同一穴位。由於人們當時為了避開唐高祖李淵的名諱，故將「清冷淵」改為「清冷泉」，之後又演變為「青靈泉」，亦稱「青靈穴」。

青靈泉穴位在人體手臂內側，於極泉穴與少海穴的連線上，肘橫紋上3寸處，肱二頭肌的內側溝中即是。

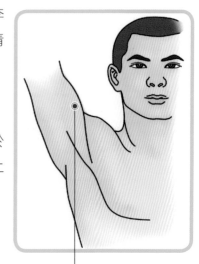

青靈泉 ——

取穴超EASY

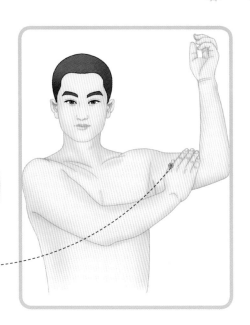

青靈泉穴

正坐，抬右臂與肩膀平，肘彎曲，前臂向上。左手五指併攏，將小指放在手臂內側肘橫紋處，則大拇指所在處即是。

按摩DIY

❀ **施力程度**：★★★☆☆
❀ **按摩指法**：拇指壓法
❀ **按摩時間**：1~3分鐘
❀ **按摩次數**：早晚左右各一次

一手四指輕托另一手臂；以大拇指指腹揉按穴位，每次早晚各1~3分鐘。

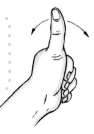

 逆齡按密技

　　每天以打圓方式從手腕按摩到肩膀，可塗抹瘦身精油來加強手肘到手臂，尤其青靈泉穴須使力推揉。而在按摩手臂時，一定要屈肘，效果會比伸直好。

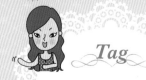

Tag

少海穴

甩掉胖手臂的超效方法

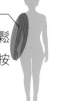
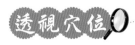

在古籍《針灸銅人》上有此記載：「治寒熱齒齲痛，目眩發狂，嘔吐涎沫，項不得回顧，肘攣，腋脅下痛，四肢不得舉。」以此說明少海穴對頸項無法轉動、肘臂痙攣、嘔吐等具有療效。

少海穴位於人體肘橫紋內側端與肱骨內上髁連線的中點凹陷處，下壓即是該穴。

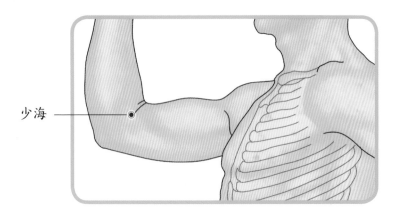

少海

取穴超EASY

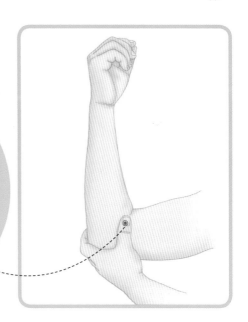

少海穴

正坐、抬手，手肘略彎，手掌向上。用另一手輕握其肘尖、四指在外，以大拇指指腹所在的內肘尖之內下側、橫紋內側端凹陷處即是。

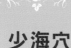

按摩DIY

❀ **施力程度：**★★★☆☆
❀ **按摩指法：**拇指壓法
❀ **按摩時間：**1~3分鐘
❀ **按摩次數：**早晚左右各一次

以大拇指指腹按壓穴位，每天早晚各一次，每次左右各1~3分鐘。

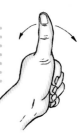

逆齡按密技

一手拇指先置於少海穴上，其他手指托住肘部，呼氣時用拇指指腹輕揉5~7秒，吸氣時鬆開，如此重複按摩30次，以其酸脹感向周圍擴散為佳，且雙手應交替進行。

Tag
神門穴
良好睡眠是美容之始

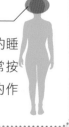

透視穴位

　　俗話有云：「晚上睡不著，按按神門穴。」旨在說明神門的安眠作用。人們常在繁忙的生活步調、激烈的工作競爭中，為了生存或擁有更好的物質生活，不惜操勞奔波、通宵達旦，導致睡眠不足、精神疲累，健康每況愈下。若能經常按壓神門穴，可提神解乏，有改善精神不濟的作用。

　　而神門穴位在腕橫紋，小指側端凹陷處，下壓即是該穴。

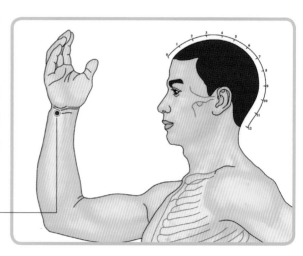

神門

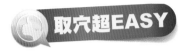取穴超EASY

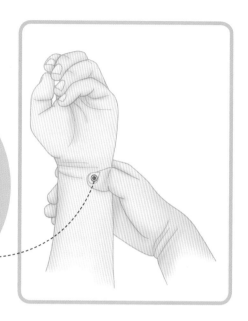

神門穴

正坐，伸手仰掌，屈肘向上約45度，在無名指與小指掌側向外方，用另一手四指握住手腕，彎曲大拇指，其指甲尖所觸及的腕豆骨下、尺骨端凹陷處即是。

按摩DIY

❀ **施力程度：**★★★☆☆
❀ **按摩指法：**拇指壓法
❀ **按摩時間：**3~5分鐘
❀ **按摩次數：**早晚左右各一次

彎曲大拇指，以指甲尖垂直掐按穴位。每日早晚各3~5分鐘，先左後右。

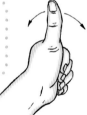

逆齡按密技

每天晚上睡前，以大拇指揉按手腕上的神門穴，接著再換另一手按壓，各重複50次，有安定心神、快速入眠的作用，且修復肌膚、養顏美容的效果顯著。

少府穴
白裡透紅的天然祕方

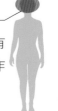

透視穴位

少府穴穴名出自《針灸甲乙經》，屬於手少陰心經穴位。在現今生活中，由於飲食精緻化，故常攝取高蛋白、高脂肪、高營養等物質，容易罹患心肌缺氧、心肌梗塞、心絞痛等病症。在初期，若能持續按壓少府穴，可緩解胸中鬱悶不通之氣，使病情得到控制。

少府穴位於手掌的第四、第五掌骨之間，於屈指握拳時，小指尖接觸的位置即是該穴。

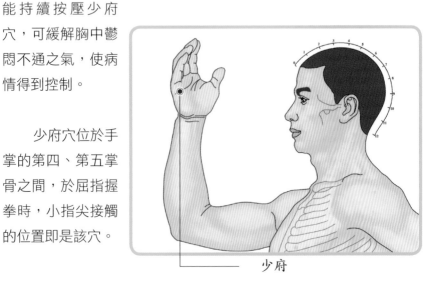

少府

取穴超EASY

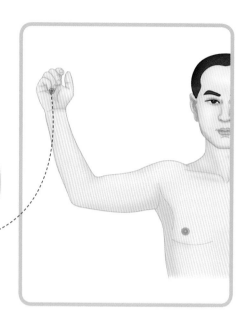

少府穴

正坐，伸手仰掌，屈肘向上約
45 度。除大拇指以外，其餘四
指彎向掌中，於小指和無名指
指尖之中點與感情線交會
處即是。

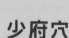 **按摩DIY**

❀ **施力程度：**★★★☆☆
❀ **按摩指法：**拇指壓法
❀ **按摩時間：**3~5分鐘
❀ **按摩次數：**早晚左右各一次

以一手四指輕握另一手背，
彎曲大拇指。用指尖按壓穴
位，每日早晚各揉（或掐）
按左右穴位3~5分鐘。

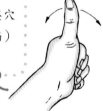

  逆齡按密技

　　先用大拇指順時針地揉按少府穴15分鐘，直至發熱為止；或
者，也可來回搓熱手掌，再按摩少府穴；此外，以木頭滾輪、保
健球等來刺激穴位，效果亦佳。

小腸凍齡鑰穴TOP3

TOP 1 養老穴 祛斑除皺抗衰老

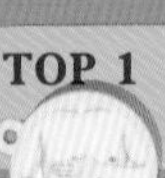

TOP 2 少澤穴 **Cup**升級的懶人美胸穴

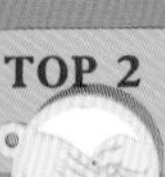

TOP 3 天宗穴 消除虎背還妳美臀

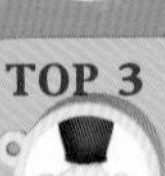

Beauty & Slim

Chapter ❻

不可不知的美體經穴
手太陽小腸經

♪ 一指搞定！ 小腸經穴美容特點：

　　現代人多與電腦密不可分，頻繁使用的緣故，導致肩頸
肌肉緊繃，進而影響小腸經，造成消化不良。由於小腸掌管
營養物質的吸收，故調節小腸經可達到減肥瘦身、美顏除皺
的作用。

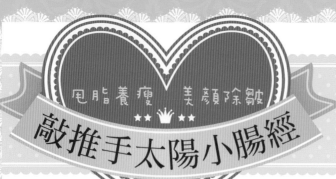

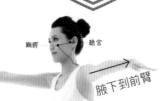

顴髎　　聽宮

腋下到前臂

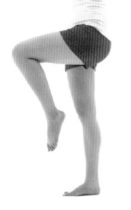

PLUS 美肌便利貼

點壓面部的小腸經可促進血液循環，使臉部緊實明亮，另敲推手臂小腸經能修飾手臂線條。

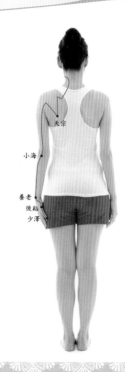

天宗

小海

養老
後谿
少澤

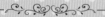

👈 按摩手法：☑ 敲法 、☑ 推法

🔄 按摩方向：臉部小腸經宜輕輕點壓；而腋下到肘部的經絡應用推揉法至前臂。

⏱ 按摩時間：5分鐘

💪 力道程度：★ ★ ★ ☆

118

手太陽小腸經

 強項

每天敲打小腸經有養顏除皺、減肥瘦身之效，尤其能消除手臂一側的贅肉！

小腸經 養顏瘦身功效：

手太陽小腸經是寧心安神、舒筋活絡的經穴，經常按摩可疏通經氣，緩解疲勞。小腸經起於手小指尺側端，後經由其支脈到達顴部，與足太陽膀胱經相接，主要循行於上肢、肩膀及頭部等處。

下午1點到3點為小腸經的循行時間，有消化食物與吸收營養的作用，但若是小腸受損，將出現大小便失常的情形，應多加注意其保養。而下午1點到3點過後腸胃開始休息，故晚餐應減少攝取含蛋白質和脂肪、澱粉類等食物，否則容易累積體內，不易消化。

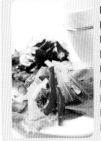

凍齡 Tips　經絡行事曆

循行時間：下午1點～下午3點 🕐
循行經絡：手太陽小腸經
✔宜：可稍微喝些水，促進經絡循行。
🚫忌：這段期間應避免進食，讓小腸好好休息。

Tag

少澤穴

Cup升級的懶人美胸穴

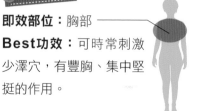

透視穴位

少澤穴出自《靈樞・本輸》：「別名小吉、小結。少者小也，澤者潤也，心之熱出火府於小腸，故名少澤。」

當感到喉嚨疼痛、吞嚥困難或中風昏迷時，只要用指甲稍微施力掐按少澤穴，就能快速解除咽喉疼痛，使血氣得以暢通，還能讓昏迷的患者甦醒。臨床研究指出，此穴對產婦少乳也具有療效。

少澤穴位在手掌的小指末節尺側，距指甲角0.1寸處即是該穴。

少澤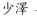

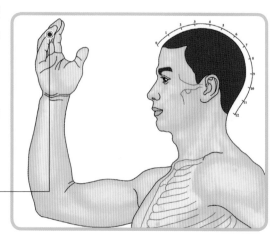

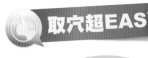

取穴超EASY

少澤穴

一手掌面向下，並用另一手
輕握小指，彎曲大拇指，則
指尖所及小指指甲外側下緣
處即是該穴。

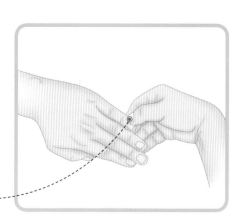

按摩DIY

❀ **施力程度：**★☆☆☆☆

❀ **按摩指法：**拇指壓法

❀ **按摩時間：**1~3分鐘

❀ **按摩次數：**早晚左右各一次

一手輕握另一手，彎曲大拇
指，以指甲尖端輕輕垂直掐
按穴位，每次1~3分鐘。

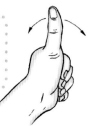

逆齡按密技

若希望胸部更加豐滿，平時可多施力按摩少澤穴、中府穴、
天池穴、三陰交穴、足三里穴等，藉此促進血液循環，有豐腴乳
房的效果。

Tag

後谿穴

打造緊緻小翹臀

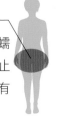
透視穴位

後谿穴最早見於《靈樞·本輸》。《醫宗金鑒》記載：「盜汗後，谿穴先砭。」後谿穴位於小腸經上，是人體奇經八脈的交會，與督脈相通，能瀉心火、壯陽氣、調頸椎、利眼目、正脊柱。此外，後谿穴對長期伏案工作或在電腦前長時間久坐所帶來的不利影響，具調理作用。

後谿穴位在人體的手掌尺側。微微握拳，於第五指掌關節後遠側，掌橫紋頭赤白肉際處即是。

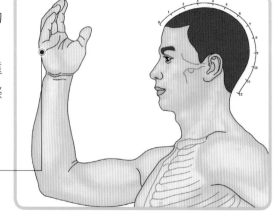

後谿

取穴超EASY

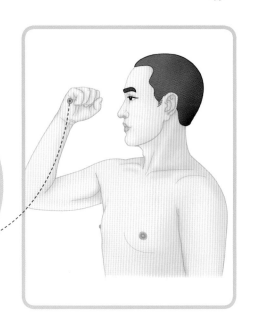

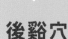

後谿穴

伸臂屈肘，掌向頭，上臂與
下臂約呈45度角。輕握拳，
手掌感情線之尾端在小指下
側邊凸起如一火山口狀處
即是該穴。

按摩DIY

❈ **施力程度：**★★★☆☆
❈ **按摩指法：**拇指壓法
❈ **按摩時間：**1~3分鐘
❈ **按摩次數：**早晚左右各一次

一手輕握拳，另一手輕握其
掌背，彎曲大拇指，垂直向
著掌心方向下壓穴位，每次
掐按1~3分鐘。

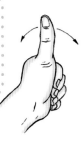

 逆齡按密技

　　後谿穴是隨時能按摩的地方，可將雙手放在桌沿，來回滾動
3~5分鐘，甚至也可用圓筆頭、叉子或牙籤等輕戳穴位，有深入
刺激之效。

Tag

養老穴

祛斑除皺抗衰老

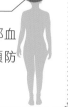

⊕ POINT

即效部位： 面部

Best功效： 有促進臉部血液循環，改善膚質與預防衰老的作用。

透視穴位 🔍

　　如果睡眠姿勢不佳，枕頭過高或過低，容易使頸部肌肉因長期過度牽拉而導致落枕；或因頸部肌肉扭傷，或因偶感風寒，使得局部經脈氣血阻滯，導致頸項強直，此時按摩養老穴，不僅有舒緩之效，還可調氣活血，舒筋散寒，通絡止痛。

　　欲取養老穴，應先屈肘，手掌心向胸，在尺骨小頭近端橈側凹陷中取穴即是。

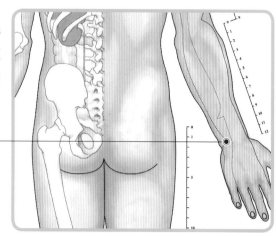

養老 ————

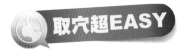

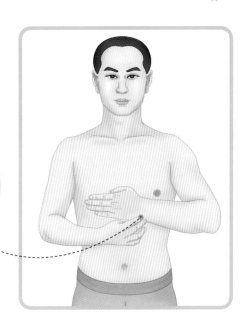

養老穴

掌心向下，用另一手食指按尺骨小頭的最高點上；將掌心轉向胸部，手指滑入的骨縫中即是該穴。

按摩DIY

✿ **施力程度：**★★★☆☆
✿ **按摩指法：**摩揉法
✿ **按摩時間：**1~3分鐘
✿ **按摩次數：**早中晚左右各一次

舉臂屈肘，手掌心朝向顏面，以另一手食指指尖垂直向下揉按穴位，每次左右各1~3分鐘。

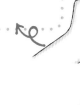

逆齡按密技

建議可與神門穴搭配按摩，每次大約5分鐘，且一天至少需達5次，有駐顏抗老之效。或在按壓時，搭配精油使用，能改善面部循環。

Tag

小海穴

臉色紅潤氣色佳

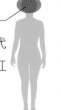

⊕ POINT

即效部位：面部

Best功效：能促進新陳代謝，使臉部散發明亮、紅潤的色澤。

透視穴位

在中國古代醫典中，對小海穴有不少描述。《針灸甲乙經》云：「風眩頭痛，小海主之。主瘧，背膂振寒。」《銅人》云：「治寒熱，齒齦腫。」《大成》云：「主肩臑，肘臂外後廉痛。」若經常氣色不佳、貧血，在下蹲後站立時容易感到眼前昏黑、有眩暈感者，長期按壓此穴，可改善氣血循環。

小海穴位在人體肘內側，於尺骨鷹嘴（位於內外上髁之間，又稱肘骨）與肱骨（位於上臂，又稱上臂骨）內上髁之間凹陷處即是。

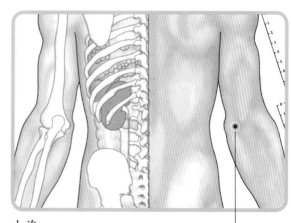

小海

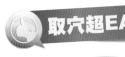

取穴超EASY

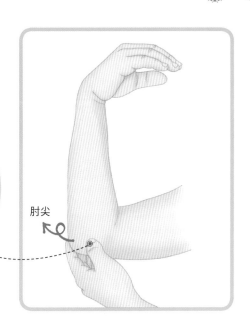

肘尖

小海穴

伸臂屈肘，掌心向頭，上臂與前臂約呈90度。另一手輕握肘尖，大拇指指腹所在兩骨間即是該穴。

按摩DIY

❀ **施力程度：**★★★☆☆
❀ **按摩指法：**拇指壓法
❀ **按摩時間：**1~3分鐘
❀ **按摩次數：**早晚左右各一次

以大拇指指腹垂直觸壓揉按穴位，每次左右各1~3分鐘。

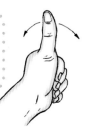

逆齡按密技

　　長期按壓小海穴，能促進腸道對營養物質的吸收，有紅潤面色、改善貧血的作用。按摩時，可利用拇指指腹垂直按揉左右穴位各1~3鐘。

Tag

天宗穴
消除虎背還妳美臀

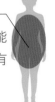

透視穴位

　　《針灸甲乙經》云：「在秉風後大骨下陷者中」；「肩重，肘臂痛不可舉，天宗主之。」《銅人》云：「肩胛痛，臂肘外後廉痛，頰頷腫。」《循經考穴編》曰：「當是肩板骨下陷中。」清代高士宗在《黃帝內經素問直解》中說：「肩解下三寸，兩天宗穴，相去秉風三寸。」從上述可知，凡遇到肩重肘臂重不可舉、胸肋支滿、頰頷腫、肩胛痛、背痛時，按壓此穴可緩解病情。

　　天宗穴位在肩胛骨崗下窩的中央，或者肩胛崗中點下緣下1寸處即是。

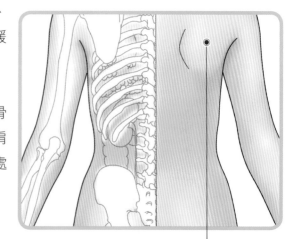

天宗

128

取穴超EASY

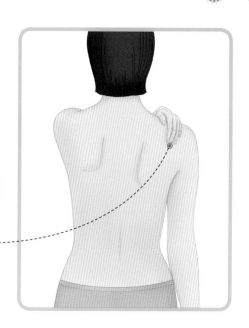

天宗穴

以對側手，由頸下過肩，手伸向肩胛骨處，中指指腹所在肩胛骨崗下窩的中央處即是。

按摩DIY

❀ **施力程度：**★★★☆☆
❀ **按摩指法：**中指折疊法
❀ **按摩時間：**1~3分鐘
❀ **按摩次數：**早晚左右各一次

以中指指腹按揉，每次先左後右（或雙側同時）各1~3分鐘。

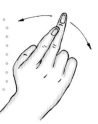

逆齡按密技

　　許多人因坐姿不正確而產生厚實虎背，造成脂肪囤積背部，使上半身看似肉感。若能在午餐過後，刺激天宗穴可促進血液循環，消除背部多餘脂肪。

Tag

顴髎穴

快速瘦臉消眼圈

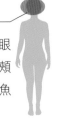

透視穴位

顴髎穴出自《針灸甲乙經》，在《備急千金要方》中，此穴被說成是「權」，別名為「兌骨」。當眼皮和下眼袋無來由地跳動，或者受了風寒後，引起顏面神經麻痹、痙攣、疼痛，以及三叉神經疼痛時，只要按壓顴髎穴，就能改善情況。

顴髎穴位於人體面部，顴骨尖處的下緣凹處，大約與鼻翼下緣齊平，即於目眥直下，顴骨下緣凹陷處即是。

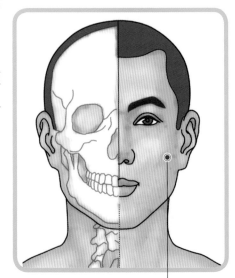

顴髎

130

取穴超EASY

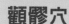

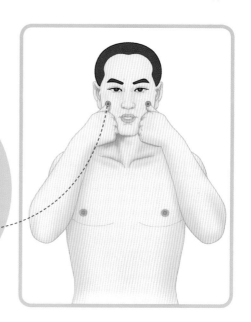

顴髎穴

正坐，目視前方，口脣稍微張開。舉雙手，指尖朝上，掌心朝向面頰，大拇指指腹放在臉頰兩側，由下向上推至顴骨尖處的下緣凹陷，約與鼻翼下緣齊平處即是。

按摩DIY

❋ **施力程度：**★★★☆☆
❋ **按摩指法：**拇指壓法
❋ **按摩時間：**1~3分鐘
❋ **按摩次數：**早晚左右各一次

以大拇指指尖垂直按壓穴位，力道稍由下往上輕輕揉按，每次左右（或雙側同時）約1~3分鐘。

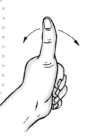

逆齡按密技

　　顴髎穴的瘦臉功效顯著，其方法為按摩顴髎穴時，每次的按壓時間以5秒鐘為度，接著放開，如此重複10次，有消除臉部浮腫的作用。

Tag

聽宮穴

泡泡眼的急救藥箱

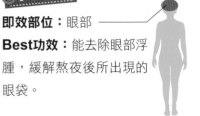
透視穴位

　　據《針灸銅人》記載：「治耳聾如物填塞，無所聞等。」足見聽宮穴對耳疾療效。此外，針對耳鳴、重聽、聽力障礙等症狀，只要長期按壓聽宮穴，便可獲得改善。

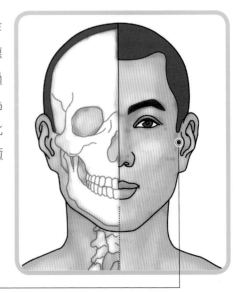

　　《針灸新療法與伕理作伍》的編者黃學龍曾說：「聽宮在聽會、頰車之間。余思過去經驗，似以開口取聽宮為宜，刺三分，灸三壯。」藉此說明針灸聽宮穴對人體的療癒作用。

　　聽宮穴位在耳珠正中前，張口後的凹陷處即是該穴。

聽宮

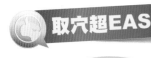

取穴超EASY

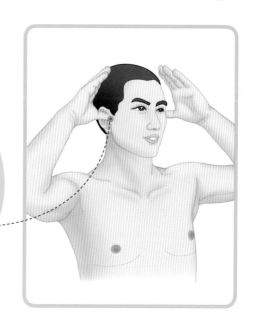

聽宮穴

正坐，目視前方，口微微張開。舉雙手，指尖朝上，掌心向前。將大拇指指尖置於耳珠前凹陷正中處，則其指尖所在處即是。

按摩DIY

❁ **施力程度：**★★★☆☆
❁ **按摩指法：**拇指壓法
❁ **按摩時間：**1~3分鐘
❁ **按摩次數：**早晚左右各一次

以大拇指指尖輕輕揉按，每次左右（或雙側同時）各約1~3分鐘。

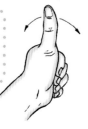

 逆齡按密技

　　要消除浮腫雙眼，首先可在聽宮穴按壓3~5秒。接著，以食、中、無名三指同時按壓眉尾的絲竹空穴、眉峰的魚腰穴以及眉頭的攢竹穴等，使穴位能均勻受力，達到消腫作用。

膀胱經凍齡鑰穴TOP3

TOP 1 攢竹穴　額頭不再三條線

TOP 2 殷門穴　擺脫粗象腿的特效大穴

TOP 3 睛明穴　去除眼圈提神醒腦

Beauty & Slim

Chapter **7**

不可不知的美體經穴
足太陽膀胱經

♪一指搞定！ **膀胱經穴美容特點：**

　　由於膀胱有氣化水液的功能，且其經絡上有各臟腑的背俞穴，具有調節臟腑、治療各種顏面疾患、減肥、促進消化、增強體質、改善內分泌與消除雀斑、皮膚過敏等作用。

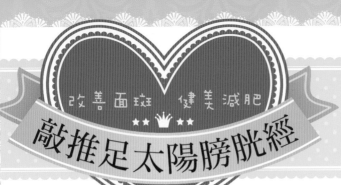

改善面斑 健美減肥
敲推足太陽膀胱經

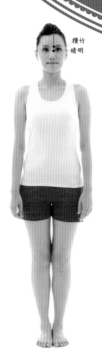

攢竹
睛明

PLUS
美肌便利貼

每天在下午3點到5點時敲打小腿上的膀胱經，有提神醒腦、緩解疲勞的作用。

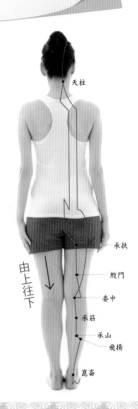

天柱

由上往下

承扶
殷門
委中
承筋
承山
飛揚
崑崙

👆**按摩手法**：☑敲法 、☑推法

↻**按摩方向**：小腿的膀胱經應以半空拳方式，由上往下敲打；背部經絡則以推揉為主。

⏱**按摩時間**：5分鐘

▱**力道程度**：★★★★☆

足太陽膀胱經

 強 項

　　除了對臉部黃褐斑、雀斑、皮膚過敏等有改善效果外，還有減肥瘦身的作用！

膀 胱 經 *養顏瘦身功效：*

　　足太陽膀胱經是十四條經絡中最長的經脈，幾乎貫穿整個身體，運行著人體的重要體液，關係全身健康。此經脈起於內眼角睛明穴，止於足小趾端的至陰穴，循行經過頭、頸、背部、腿足部等。

　　下午3點到5點為氣血流注膀胱的時辰。由於膀胱是泌尿系統的主要器官，能儲存和排泄尿液，再加上膀胱為腎之腑，兩者均屬水，故這段時間應多補充水分，以幫助膀胱排除體內廢物，促進泌尿系統的代謝。

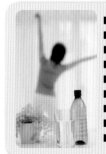

凍齡 Tips　經絡行事曆

循行時間：下午3點～下午5點 🕒
循行經絡：足太陽膀胱經
✔**宜：**此時為膀胱經的活躍階段，應多補充水分。
🚫**忌：**此階段不宜進食任何食物。

Tag

睛明穴

去除眼圈提神醒腦

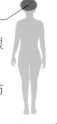

透視穴位

「睛明」出自《針灸甲乙經》，屬於足太陽膀胱經。據文獻考證，其最早見於《素問・氣府論》，可治療各種眼病、面癱、打嗝、急性腰扭傷等症。

在《腧穴學》中，載明此穴可主治十一種病症，其中十種為眼病，故經常按摩睛明穴，不但能治療老花眼與輕度近視，對中高度近視也有保養作用。

睛明穴位在眼頭外0.1寸處，鼻樑旁的凹陷位置即是。

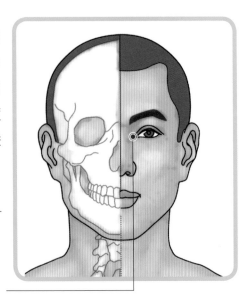

睛明

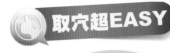

取穴超EASY

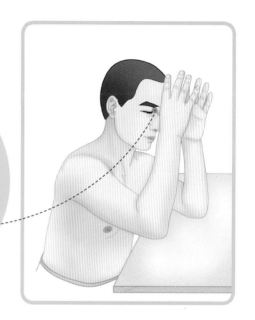

睛明穴

正坐，輕閉雙眼，雙手手指交叉，八指指尖朝上，將大拇指置於鼻樑旁與內眼角的中點，則大拇指指尖所在處即是。

 按摩DIY

✿ **施力程度：**★★☆☆☆
✿ **按摩指法：**拇指壓法
✿ **按摩時間：**1~3分鐘
✿ **按摩次數：**早晚左右各一次

用大拇指指尖輕掐穴位，在骨頭上輕輕前後刮揉，每次左右（或雙側同時）各1~3分鐘。

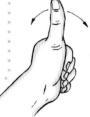

 逆齡按密技

　　眼部乾澀、有異物與腫脹感，代表眼睛正發出疲勞警訊，正確的按摩方式不僅有舒緩效果，還能美化眼周。建議每隔2小時以大拇指和食指畫圈按壓穴位，可放鬆雙眼！

Tag

攢竹穴

額頭不再三條線

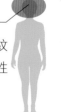

透視穴位

在《針灸心悟》中指出，攢竹穴除可治療急性腰扭傷外，還能改善頭痛、昏暈等多種症狀。

尤其現今多數人工作緊張繁忙，且長時間盯著電腦螢幕、熬夜加班，因此眼睛容易感到脹痛與出現眉棱骨不適等情形，此時只要按壓攢竹穴，便可達到舒緩。

攢竹穴位在眉頭側端，眼眶骨上之凹陷處，下壓即是該穴。

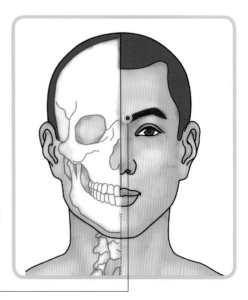

攢竹

取穴超EASY

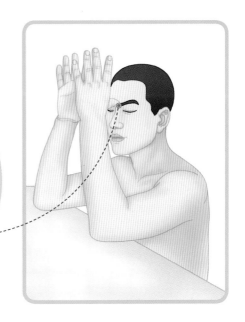

攢竹穴

正坐，輕閉雙眼，兩手肘撐在桌
面上，雙手手指交叉，指尖向
上，將兩大拇指指腹由下往上置
於眉棱骨凹陷處，則拇指指
腹所在位置即是。

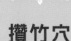

按摩DIY

❀ **施力程度：**★★★☆☆
❀ **按摩指法：**拇指壓法
❀ **按摩時間：**1~3分鐘
❀ **按摩次數：**早晚左右各一次

兩大拇指指腹由下往上按壓
穴位，每次左右（或雙側同
時）各1~3分鐘。

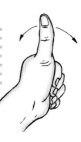

逆齡按密技

　　雙手握拳且反轉，以大拇指按壓攢竹穴保持2~3秒再鬆開。
接著以此穴為起點，用食指關節慢慢由眉峰按壓到眉尾，如此反
覆推揉，可拉提因疲勞而下垂的眼瞼。

Tag
天柱穴
肩頸按摩曲線美

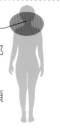

⊕ POINT

即效部位：肩頸

Best功效：能促進頸部的血液循環與新陳代謝，緩解肩頸僵硬，有消除頸部贅肉的作用。

透視穴位

《黃帝內經》云：「補天柱俠頸。」其「俠頸」是指天柱穴在頸部兩旁；「補天柱」則是在天柱穴施用補法。老年人經常按摩此穴，可預防中暑，改善頭暈、耳鳴等中暑症狀；且頭痛昏沉、視力模糊、頭腦不清的人，只要每天持續按壓天柱穴，或早晚各按壓一次，每次連叩九下或為九的倍數，即能立刻見效。

天柱穴位於頭後骨正下方凹陷處，意即斜方肌（脖頸處有一塊突起的肌肉）外側凹陷處，後髮際正中旁開約2公分左右即是。

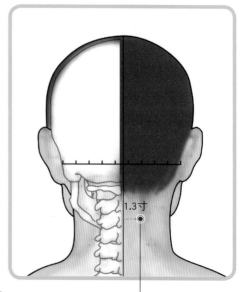

1.3寸

天柱

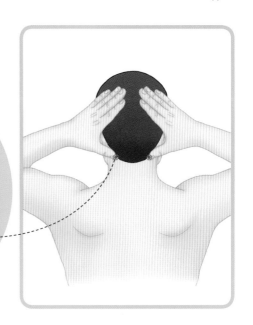

 取穴超EASY

天柱穴

正坐，抬肘，掌心向頭後部，指尖朝上，將大拇指指腹置於頭後骨正下方凹陷處，即大筋外兩側凹陷處，則拇指指腹所在位置即是。

 按摩DIY

❀ **施力程度：**★★☆☆☆
❀ **按摩指法：**拇指壓法
❀ **按摩時間：**1~3分鐘
❀ **按摩次數：**早晚左右各一次

以大拇指指腹由下往上，輕輕出力揉按，每次左右（或雙側同時）各約1~3分鐘。

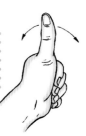

 逆齡按密技

　　除了用拇指按壓天柱穴外，亦可使用陶瓷製的湯匙，從前額慢慢刮至頭後髮際處，可促進淋巴循環、緩解肩頸酸痛、美化頸部線條。

Tag

承扶穴

塑造迷人臀部曲線

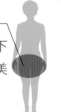
透視穴位 🔍

《針灸甲乙經》：「在尻臀下，股陰腫上約紋中。」《外台秘要》：「股陰下衝紋中。」以上文獻皆是記載「承扶穴」在人體的位置。

由於現代人工作繁忙，經常一坐就是一整天，臀部肌肉若長期處於放鬆與擠壓狀態，再加上運動量少，容易使臀部鬆垮，透過按壓承扶穴，可使鬆弛的肌肉恢復彈性，改善下垂情況。

承扶穴位在人體大腿後，左右臀下之臀橫紋的中心點即是。

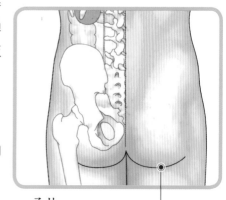

承扶 ——

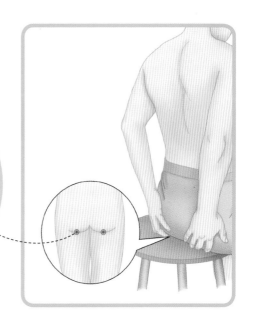

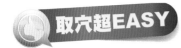

承扶穴

正坐，將兩手掌心朝上，五指
併攏，放在臀部與大腿交接
處，則中指所在處即是。

按摩DIY

* 施力程度：★★★☆☆
* 按摩指法：摩揉法
* 按摩時間：1~3分鐘
* 按摩次數：早晚左右各一次

用食、中、無名三指指腹向
上按摩，每次左右（或雙側
同時）各1~3分鐘。

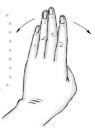

逆齡按密技

　　若希望擁有迷人翹臀，可先用手指按住穴位，接著再使力往
上勾起，能達到提臀作用；或可踮腳走路15分鐘，以刺激湧泉
穴，能有效調節內分泌。

Tag
殷門穴
擺脫粗象腿的特效大穴

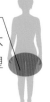

透視穴位

殷門穴在大腿後側正中處，敲打此穴可治療腰背疼痛和腰椎間盤突出等作用。

此外，以小木槌等器物輔助敲打可提升療效，其方法如下：站立，以適當力度用小木槌輪流敲打殷門穴各三百次，能迅速改善背痛；持續約一個月後，還可治癒椎間盤突出和慢性腰痛等症。

殷門穴位在人體大腿後側，於承扶穴與委中穴的連線上，在承扶穴下6寸處即是。

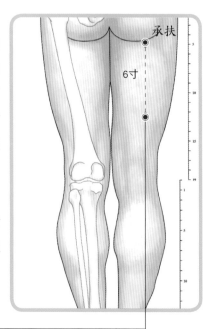

承扶

6寸

殷門

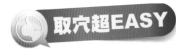

取穴超EASY

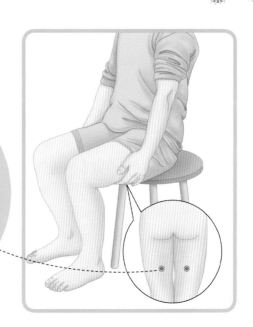

殷門穴

正坐，雙手食指與中指併攏，其他手指彎曲，放於大腿後正中央，臀部與膝蓋後的中間位置偏上處，其中指所在位置即是。

按摩DIY

❀ **施力程度：**★★★☆☆
❀ **按摩指法：**二指壓法
❀ **按摩時間：**1~3分鐘
❀ **按摩次數：**早晚左右各一次

> 併攏中指、食指，用指腹揉按該穴，每次左右各1~3分鐘。

逆齡按密技

　　若按摩殷門穴不太方便，可在洗澡時用蓮蓬頭直沖穴道約3分鐘。首先微彎膝蓋，讓水柱沖大腿內側，當皮膚變紅時，便代表此處正在燃燒脂肪！

Tag

委中穴

美化腿臀線條

即效部位：大腿與臀部
Best功效：促進氣血循環、通絡止痛，能消除累積臀部和大腿的脂肪。

透視穴位

委中穴是中醫針灸經絡中的四大總穴之一，在古代的經訣歌《四總穴歌》中就有「腰背委中求」的句子，在《幼科鐵鏡》一書中也說：「驚時，若身往前撲，即將委中穴向下掐住，身便直。」《內經‧靈樞》云：「膀胱病者，小腹偏腫而痛，以手按之，即欲小便而不得，肩上熱，若脈陷，及足小趾外廉及脛踝後皆熱，取委中央。」藉此闡明委中穴對膀胱、腰腹不適的功效。

委中穴位在膕窩橫紋中央，微屈膝，於股二頭肌腱與半腱肌肌腱的中央處取穴即是。

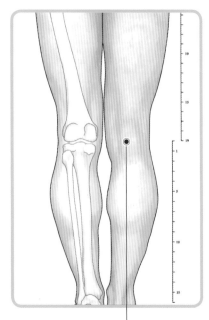

委中 ——

取穴超EASY

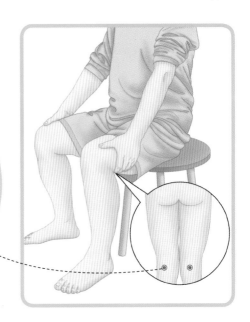

委中穴

端坐垂足，雙手輕握大腿兩側，大拇指在上，其餘四指在下。食指置於膝蓋後側，即腿彎的中央處即是。

按摩DIY

❀ **施力程度：**★★★☆☆
❀ **按摩指法：**食指壓法
❀ **按摩時間：**1~3分鐘
❀ **按摩次數：**早晚左右各一次

用食指指腹，用力向內揉按，每次左右（或雙側同時）各1~3分鐘。

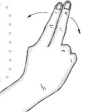

逆齡按密技

委中穴除了按揉以外，亦可搭配精油刮痧；針對下肢容易酸麻腫脹者，可採坐姿，以大拇指使力按壓穴位，可緩解腿部不適，有舒緩效果。

Tag

承筋穴

減少小腿肚脂肪

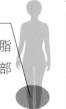
透視穴位

　　《針灸甲乙經》云：「在腸中央陷者中。」《素問・刺禁論》曰：「刺腸內陷為腫。」《靈樞・本輸》云：「太陽之別也，上踝五寸，別入貫腸，出於委陽。」「腸」二字原為直腸，在此指人體的承筋穴。根據《針灸甲乙經》記載：「痹寒轉筋。」《銅人》云：「腰背拘急，霍亂。」《針灸大成》云：「痔瘡，脛痹不仁。」由此可知，按摩承筋穴能治療痔瘡、腰背與小腿疼痛等疾患。

　　承筋穴位在小腿後，於委中穴與承山穴的連線上，腓腸肌的肌腹中央，委中穴下5寸處即是。

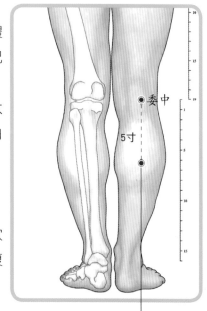

委中

5寸

承筋

取穴超EASY

承筋穴

正坐垂足，一手五指併攏，將大拇指置於同側腿的膝蓋後之腿彎處，手背貼小腿肚，則小指所在小腿正中央處，即小腿後部肌肉的最高點即是。

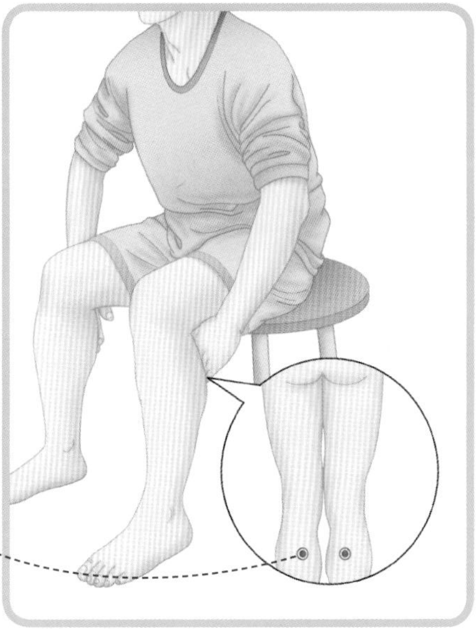

按摩DIY

- **施力程度**：★★★☆☆
- **按摩指法**：拇指壓法
- **按摩時間**：1~3分鐘
- **按摩次數**：早晚左右各一次

用手輕握小腿側邊，拇指在小腿後，四指在腿側，以拇指指腹揉按穴位，每次左右各1~3分鐘。

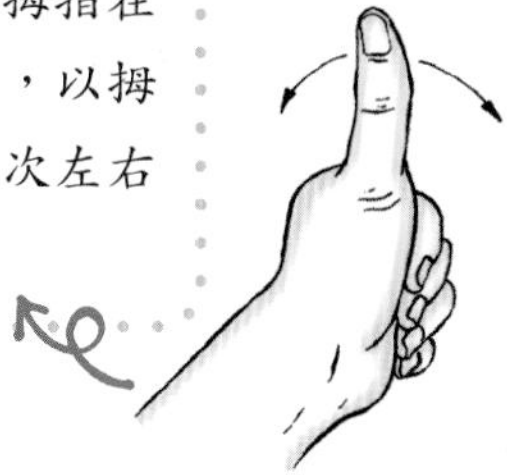

逆齡按密技

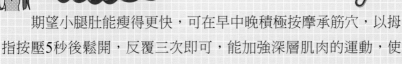

期望小腿肚能瘦得更快，可在早中晚積極按摩承筋穴，以拇指按壓5秒後鬆開，反覆三次即可，能加強深層肌肉的運動，使血液循環加速，雕塑小腿線條。

Tag

承山穴

消除小腿胖蘿蔔

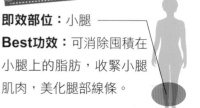
透視穴位

　　承山穴名出自《靈樞・衛氣》，顧名思義，就是承受一座山。人站著時，小腿肚會緊縮，而承山穴所處位置，正好是筋、骨、肉的樞紐，即最直接的受力點。《銅人針灸經》云：「承山二穴，一名『魚腹山』，一名『傷山』。在兌腸下，分肉間、陷者中，定腹取之。主腳弱無力，腳重，偏風不遂。針入八分。灸亦得。」其文獻記載承山穴主治雙腳無力、半身不遂等症。

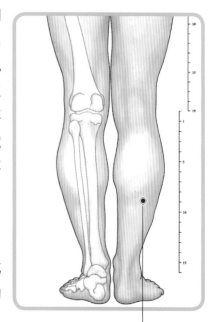

承山

　　承山穴位在人體小腿後正中，委中穴與崑崙穴之間。伸直小腿或足跟上提時，腓腸肌肌腹下出現的尖角凹陷處即是。

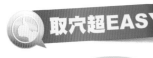**取穴超EASY**

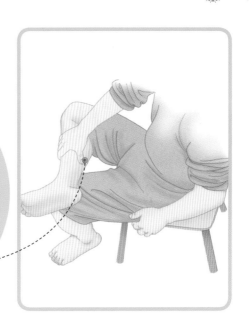

承山穴

正坐翹足，抬腳放在另一腳的膝蓋上方。用對側手掌握住腳踝，大拇指指腹循著腳後跟正中（阿基里斯腱）直上，在小腿肚下，「人」字型的中點處即是。

按摩DIY

❈ **施力程度：**★★★☆☆
❈ **按摩指法：**拇指壓法
❈ **按摩時間：**1~3分鐘
❈ **按摩次數：**早晚左右各一次

四指輕握小腿肚，用大拇指指腹揉按穴位，每次左右（或雙側同時）各1~3分鐘。

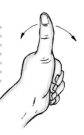

逆齡按密技

　　按摩前可先將雙腳放在加入浴鹽的熱水中，浸泡10分鐘，以放鬆小腿肌。接著用拇指持續按壓穴位5秒，共20下，一天三次可強化瘦腿功效。

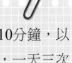

Tag

飛揚穴

淋巴排毒瘦小腿

即效部位：小腿
Best功效：飛揚穴的作用
與腿部循環有關，刺激此
穴能排除累積在雙腿的毒
素，打造纖細小腿。

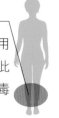

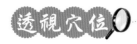

對腰部經常疼痛的人而言，飛揚穴是極佳的治療穴位。依據古籍記載，《備急千金要方》云：「飛揚、太乙、滑肉門，主癲狂吐舌。」《銅人》云：「主目眩，逆氣鼽衄。」《醫宗金鑒》云：「主步履艱難。」藉此說明飛揚穴對眼昏花、流鼻血、癲癇、行動困難有其療效。

飛揚穴位於小腿側，外踝後的崑崙穴直上7寸，承山穴外下方1寸處即是。

飛揚

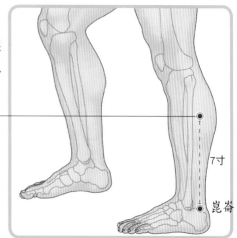

7寸

崑崙

取穴超EASY

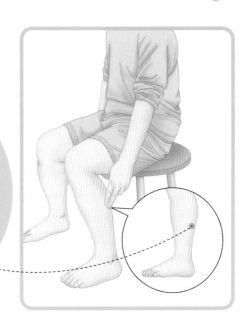

飛揚穴

正坐垂足，稍稍將膝蓋向內傾斜，一手的食、中二指併攏，其他手指彎曲。食、中二指指腹順著跟腱外側的骨頭向上摸，小腿肌的邊緣處即是。

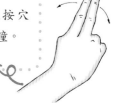

按摩DIY

❀ **施力程度：**★★★☆☆
❀ **按摩指法：**二指壓法
❀ **按摩時間：**1~3分鐘
❀ **按摩次數：**早晚左右各一次

以食、中二指指腹揉按穴位，每次左右各1~3分鐘。

逆齡按密技

　　要強化飛揚穴的瘦腿效果，須採用敲打法。因其所在位置的肌肉層較厚，用拳頭稍使力敲打，能感到微微疼痛，以此反覆敲3分鐘左右即可。

Tag

崑崙穴

緊實小腿的利器

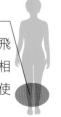

透視穴位

在針灸穴中，崑崙穴是足太陽膀胱經的穴道，能舒筋化濕、強腎健腰。中國古代醫書《醫宗金鑑》中也寫道：「足腿紅腫崑崙主，兼治齒痛亦能安。」在《肘後歌》中也記載：「腳膝經年痛不休，內外踝邊用意求，穴號崑崙並呂細。」由此可見，此穴對於腿足紅腫、腳膝疼痛、腳踝不適，有疏通經絡、消腫止痛的療效。

崑崙穴位在足外踝後5分處，腳跟骨上的凹陷處，拇指下壓即是該穴。

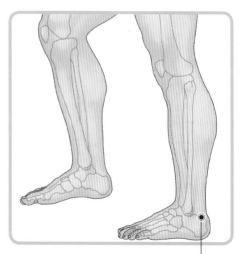

崑崙

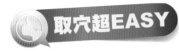

取穴超EASY

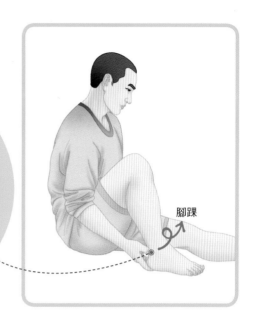

腳踝

崑崙穴

正坐垂足，將欲按摩之腳稍向斜後方移至身體側邊，腳跟抬起。同側手的四指在下，掌心朝上，扶住腳跟底部。彎曲大拇指，則其指腹所在外腳踝後凹陷處即是。

按摩DIY

❀ **施力程度：**★☆☆☆☆
❀ **按摩指法：**拇指壓法
❀ **按摩時間：**1~3分鐘
❀ **按摩次數：**早晚左右各一次

彎曲大拇指，用指節處由上向下輕輕刮按，每次左右（或雙側同時）各1~3分鐘。

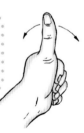

逆齡按密技

　　沐浴完後，先放鬆雙腳，擦上乳液潤滑肌膚，接著再用拇指稍使力按壓崑崙穴，間隔5秒鐘鬆開，如此反覆按壓2~3分鐘，有使腳踝纖細、緊實小腿的效果。

腎經凍齡鑰穴TOP3

TOP 1 太谿穴　肌膚保濕的水源

TOP 2 湧泉穴　頭髮烏黑少脫髮

TOP 3 復溜穴　腿部緊緻又有型

Chapter ❽

不可不知的美體經穴

足少陰腎經

♪ **一指搞定！** **腎經穴美容特點：**

　　腎主生殖，掌管人體的生長發育，是五臟六腑的根本，因此有關遺傳性的皮膚病、生殖系統疾病多從腎開始治療；此外，腎經循環通暢可滋潤頭髮，對於容顏的維持頗有成效。

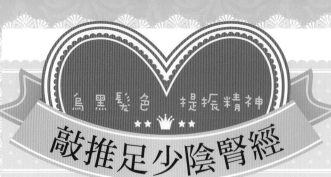

敲推足少陰腎經

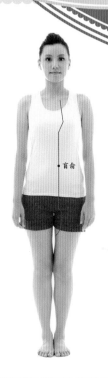

● 肓俞

PLUS
美肌便利貼

正所謂「人老腿先老」，針對腿部腎經刮痧，有預防衰老的作用。方法為從湧泉穴（腎上腺反射區）刮至足跟的生殖腺反射區。

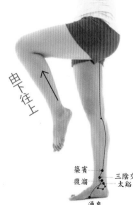

由下往上

築賓　　　三陰交
復溜　　　太谿

湧泉

👆 **按摩手法**：☑ 敲法 　、☑ 推法

🔄 **按摩方向**：下半身腎經應由下往上敲，上半身腎經則以輕輕推揉為主。

⏱ **按摩時間**：5分鐘

📏 **力道程度**：★★★☆☆

160

足少陰腎經

 強項

　　腎經若循行順暢，不僅可使髮色烏黑亮麗，還有提振精神的作用！

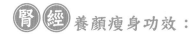 **腎經** 養顏瘦身功效：

　　足少陰腎經為人體的先天之本，可協調陰陽能量，維持體內水液平衡，是與人體臟腑器官擁有最多聯繫的經脈。腎經起於足底，止於胸前俞府穴，主要循行下肢內側和正面軀幹，且順沿前正中線的兩側而行。

　　腎經的循行時間為下午5點到7點，此時人們應工作完畢並稍作休息，不宜過勞。如果腎弱將會出現四肢冰冷、精神萎靡、腰膝酸軟、頭暈耳鳴、失眠健忘等症，故保養腎臟，其飲食應以天然蔬果、少油鹽糖為佳，且每天須喝適量白開水，對腎臟較有益處。

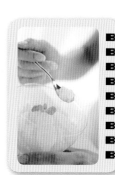

凍齡 Tips　經絡行事曆

循行時間： 下午5點～傍晚7點 🌙
循行經絡： 足少陰腎經
✔ **宜：** 飲食以天然蔬果、少油鹽糖為佳。
🚫 **忌：** 此時不宜過勞，並忌吃重口味食物。

Tag

湧泉穴

頭髮烏黑少脫髮

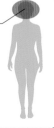

即效部位：頭髮

Best功效：經常按摩湧泉穴，除了能預防掉髮及脫髮外，亦有使髮色烏黑的作用。

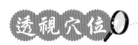

　　湧泉穴為腎經的首要穴位，據《黃帝內經》記載：「腎出於湧泉，湧泉者足心也。」中國民間自古就有「寒從足入」、「溫從足入」的説法。《內經圖説》把按摩稱為「足功」，可達到強身健體，延年益壽的作用。《韓氏醫通》上記載：「多病善養者，每夜令人擦足心（湧泉），至發熱，甚有益。」而北宋著名大文豪蘇東坡也在《養生記》中，把「擦腳心」視為養生之道。

　　湧泉穴位在足底前部凹陷處，第二、三趾的趾縫紋頭端和足跟連線的前1/3處即是。

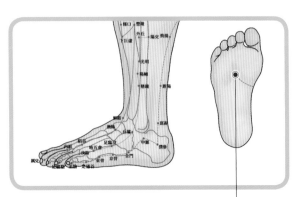

湧泉

取穴超EASY

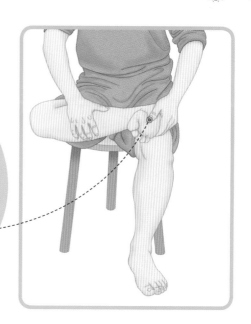

湧泉穴

正坐，翹一足於另一膝上，
腳掌朝上，用另一手輕握，
四指置於足背，彎曲大拇
指，則所按之處即是。

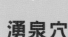

按摩DIY

✤ **施力程度：**★★★★★
✤ **按摩指法：**拇指壓法
✤ **按摩時間：**1~3分鐘
✤ **按摩次數：**早晚左右各一次

以大拇指指腹由下往上推
按，每日早晚，左右足心各
1~3分鐘。

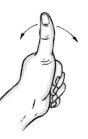

逆齡按密技

　　建議每天沐浴時，可推搓腳心的湧泉穴，只要該穴常保溫
暖，便可提升精力、強化體質、增進免疫力，並有預防衰老、保
持青春的作用。

Tag

太谿穴

肌膚保濕的水源

⊕ POINT

即效部位：全身

Best功效：太谿是提供身體「水源」的重要穴位，經常按摩可使肌膚水嫩有彈性。

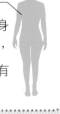

透視穴位

　　太谿穴出自《靈樞・本輸》，其「谿」亦同「溪」，《針灸大成》稱其為「呂細」，為一重要穴位，具有「決生死，處百病」的作用。《經穴解》也說：「穴名太谿者，腎為人身之水，自湧泉發源；尚未見動之形，溜於然谷，亦未見動之形，至此而有動脈可見。溪乃水流之處，有動脈則水之形見，故曰太谿。溪者，水之見也；太者，言其淵不測也。」由此可見，太谿穴為充實人體水源的穴位。

　　而太谿穴位在人體足內側，內踝後方和腳跟骨筋腱之間凹陷處，下壓即是該穴。

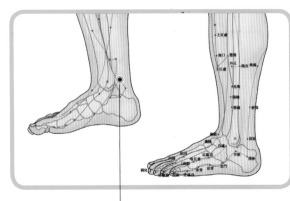

太谿

取穴超EASY

太谿穴

正坐，抬一足置另一腳之膝蓋上。用另一手輕握，四指置於小腿前，彎曲大拇指所按之處即是。

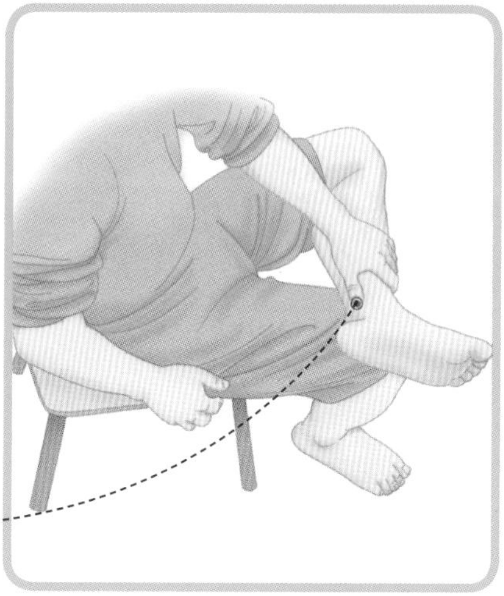

按摩DIY

- 施力程度：★★☆☆☆
- 按摩指法：拇指壓法
- 按摩時間：1~3分鐘
- 按摩次數：早晚左右各一次

以大拇指指腹由上往下刮按，每日早晚，左右各1~3分鐘。

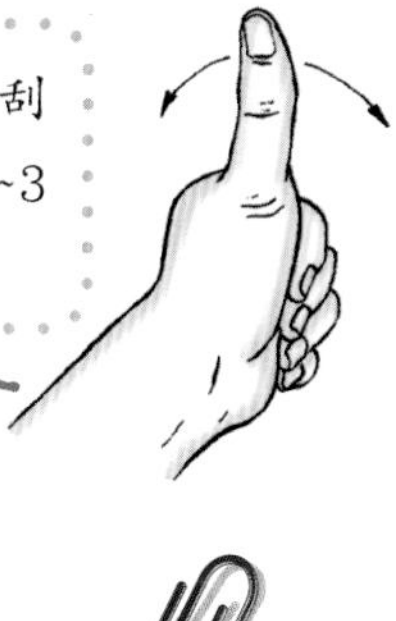

逆齡按密技

每到秋冬季節，多數人總會出現皮膚乾燥、脫皮等情形，此時加強按摩太谿穴，可補充體內水分，使肌膚水嫩光滑，具有極佳的滋養效果。

Tag

復溜穴

腿部緊緻又有型

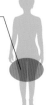

透視穴位

　　復溜穴為滋陰補腎的重要穴位，能治療人體病症。舉例來說，當我們感到腰部酸脹而隱隱作痛，既不能久坐，也不能長時間站立，稍微活動便疼痛加劇時，只要按壓復溜穴，便可舒緩不適。《針灸大成》記載：「主腸澼（指痢疾），腰脊內引痛，不得俯仰起坐。」《醫宗金鑒》云：「主治血淋，氣滯腰痛。」足見復溜穴對腰部酸痛有其療效。

　　而復溜穴位在人體小腿裡側，腳踝內側中央上二指寬處，脛骨和跟腱之間處即是。

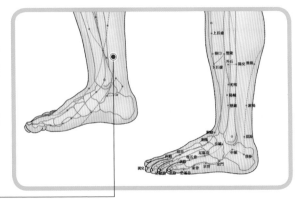

復溜

166

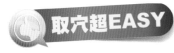

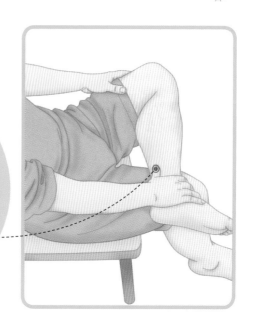

復溜穴

正坐並垂足,抬一足翹放在另
一膝蓋上。再以另一側手輕
握,四指放腳背,大拇指指腹
所按之處即是。

 按摩DIY

✤ **施力程度:**★★☆☆☆
✤ **按摩指法:**拇指壓法
✤ **按摩時間:**1~3分鐘
✤ **按摩次數:**早晚左右各一次

用大拇指指腹由下往上推按
該穴。每日早晚,左右各
1~3分鐘。

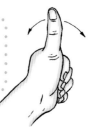

逆齡按密技

　　若因血液循環不良而產生腿部水腫,可同時按壓膝蓋正上方
三橫指的大筋穴與腳踝正面和腳背連接處的復溜穴,不僅能暢通
血液循環,還能雕塑腿部,使其更加緊緻。

Tag

築賓穴

排毒解毒尋築賓

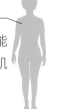
透視穴位

《素問·刺腰痛論》中寫道：「刺飛陽之脈，在內踝上五寸，少陰之前，與陰維之會。」此穴是指人體的築賓穴，為解毒大穴，具有保護肝、腎的作用。此外，築賓穴對尿酸過高的人也有療效，經常按揉，可調理因尿酸所導致的相關疾病。

築賓穴位在人體小腿內側，於太谿穴和陰谷穴的連線上，太谿穴上5寸處，腓腸肌肌腹的內下方即是該穴。

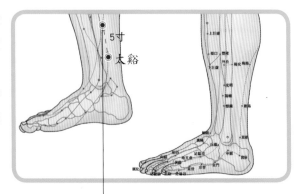

築賓

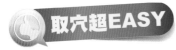

取穴超EASY

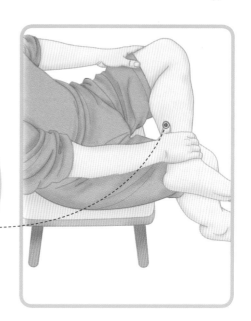

築賓穴

正坐垂足，抬一足翹放在另一膝蓋上。再用另一手輕握腳踝，四指放腳背，大拇指指腹所按之處即是。

按摩DIY

✿ **施力程度：**★★★★★
✿ **按摩指法：**拇指壓法
✿ **按摩時間：**1~3分鐘
✿ **按摩次數：**早晚左右各一次

用大拇指指腹由下往上推按該穴。每日早晚一次，左右各1~3分鐘。

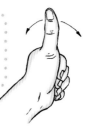

逆齡按密技

　　體內累積毒素不僅會影響身體健康，更容易使皮膚蠟黃、暗沉，嚴重者還會有冒痘情形。因此，經常按摩築賓穴，有解毒、排毒的作用。

心包經凍齡鑰穴TOP3

TOP 1 　天池穴　女人最重要的美容穴

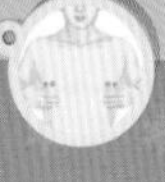

TOP 2 　勞宮穴　清心除煩消面瘡

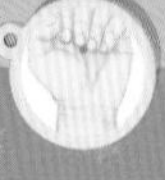

TOP 3 　內關穴　養顏平心美容穴

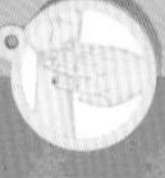

Beauty & Slim

Chapter ⑨

不可不知的美體經穴

手厥陰心包經

♪一指搞定！ 心包經穴美容特點：

　　中醫認為，大多數肥胖者多與心包經阻塞有關，若人的氣血降低，則脂肪將逐漸累積，人也往橫向發展，尤其上肢會更為臃腫。因此，順暢心包經不僅有瘦身功效，更能穩定情緒、釋放壓力。

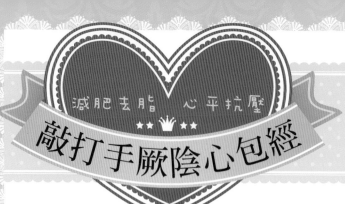

減肥去脂　心平抗壓

敲打手厥陰心包經

　　心包經運行順暢可加速食物脂肪與膽固醇的代謝，即便多吃也不易發胖！

由上而下

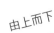

中衝　大陵
勞宮　內關
天池

PLUS 美肌便利貼

建議晚上7點到9點時，一邊散步一邊敲打心包經，不僅能紓解壓力，還有減肥的作用。

👉按摩手法	：☑敲法 、□推法
🔄按摩方向	：由上而下敲打手臂的心包經。
⏱按摩時間	：5分鐘
💪力道程度	：★★★★☆

手厥陰心包經

 心 包 經 *養顏瘦身功效：*

　　手厥陰心包經是保護心臟的重要經絡，可代心受過，替心承受侵襲。心包經起始於胸腔，淺出屬於心包絡，通過膈肌，經胸部、上腹和下腹，散絡上、中、下三焦。

　　每天晚上入睡前若能敲打數十次心包經，不僅可解悶紓壓，還能增強心臟系統的運作。並且，每天早上7點敲大腸經，晚上7點敲心包經，還有減肥瘦身的功效！

　　心包經的循行時間為晚上7點到9點，此時氣血循環來到該經絡。以中醫觀點來說，心包經主瀉、主血，若晚餐吃得太豐盛，容易導致胸中煩悶、噁心，不宜過飽。此外，在這階段做甩手與踏步運動，有益血液循環。

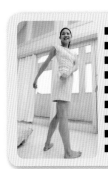

凍齡 Tips　經絡行事曆

循行時間：晚上7點～晚上9點
循行經絡：手厥陰心包經
✔宜：適宜散步或做甩手運動，以促進血液循環。
✖忌：晚餐不宜吃得過飽。

Tag

天池穴
女人最重要的美容穴

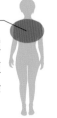
透視穴位

天池穴是心包經的重要穴位，據醫籍《針灸銅人》記載，此穴能治療胸膈煩滿、頭痛、四肢不舉、腋下腫、上氣、胸中有聲、喉中鳴等疾病。

此外，當發現自己容易疲乏時，須留意心臟是否有問題；因其心臟的泵血能力下降，會使流向肌肉的血液無法滿足其需要，故患者會經常感到疲倦，此時不妨按壓天池穴，可緩解不適情形。

天池穴位在人體胸部，於第四肋間隙，乳頭外1寸，即前正中線旁開5寸處即是。

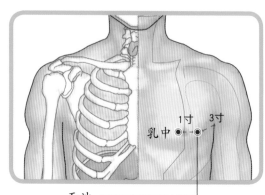

乳中 ● 1寸 ● 3寸

天池

取穴超EASY

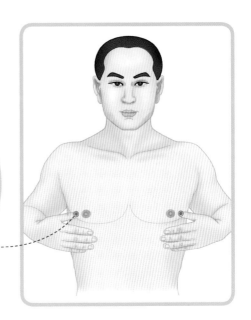

天池穴

正坐，舉雙手，掌心朝向自己胸前，四指相對，用大拇指指腹向下垂直按壓穴位即是。

按摩DIY

❀ **施力程度：**★★★★★
❀ **按摩指法：**拇指壓法
❀ **按摩時間：**1~3分鐘
❀ **按摩次數：**早晚左右各一次

用大拇指指腹向下垂直按壓穴位，有酸痛感。每天早晚左右（或雙側同時）各按壓一次，每次1~3分鐘。

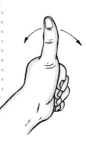

逆齡按密技

　　每天依序拍打大小腿外側的膽經，接著按壓1~2分鐘腳跟外踝後的崑崙穴；再推揉人體中間的任脈，最後指壓天池穴到手肘的曲澤穴這段心包經，有顯著的減肥成效。

Tag

內關穴

養顏平心美容穴

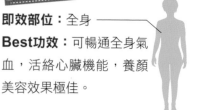
透視穴位

內關穴也是心包經上的重要穴位。《針灸甲乙經》云：「心而善驚恐，心悲，內關主之。」《備急千金要方》言：「凡心實者，則心中暴痛，虛則心煩，惕然不能動，失智，內關主之。」而此穴對因飲食不潔、飲酒過度、嘔吐不止或有嘔意等各種原因所導致的身體不適，皆有良好療效。此外，經常按摩內關穴，可治療心腦血管和消化系統方面的疾病。

內關穴位在人體前臂掌側，腕橫紋上2寸，在橈側腕屈肌腱與掌長肌腱之間。

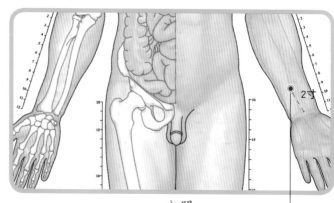

2寸

內關

取穴超EASY

內關穴

將右手三指併攏，無名指放在左手腕橫紋上，這時右手食指和左手手腕交叉點的中點，即是內關穴。

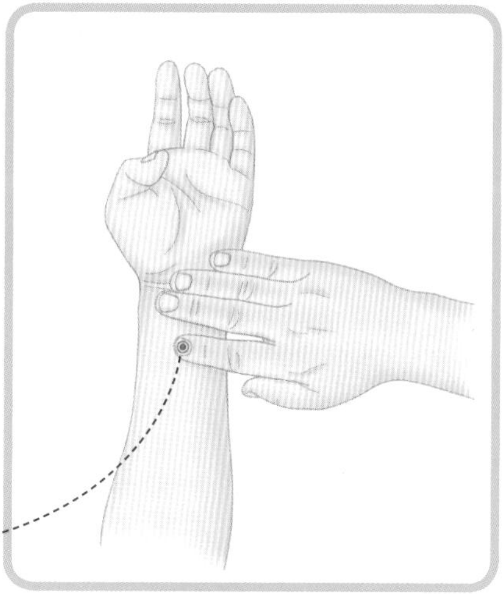

按摩DIY

- 施力程度：★★★★★
- 按摩指法：拇指壓法
- 按摩時間：1~3分鐘
- 按摩次數：早晚左右各一次

用大拇指指尖垂直掐按穴位，有酸、脹、微痛的感覺。每天早晚掐按1~3分鐘，先左後右。

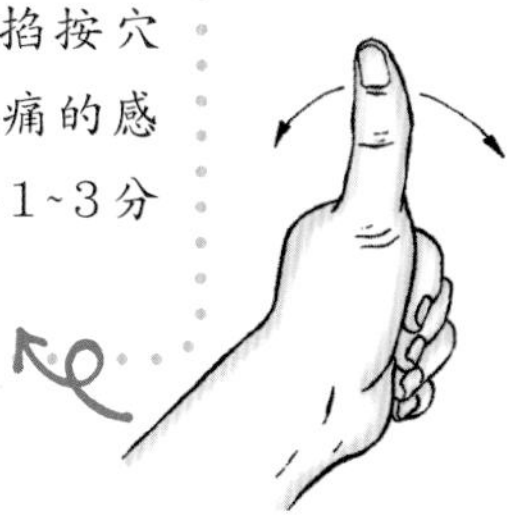

逆齡按密技

經常按摩內關穴，可使內臟機制恢復平衡、遠離疾病，有緩解壓力、平心養顏的作用。建議每天以指尖垂直向下按壓穴位，每2秒一次，共40次即可。

大陵穴

修飾手臂線條

即效部位：手臂

Best功效：經常按壓大陵穴可消除手臂脂肪，修飾臂膀曲線。

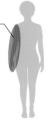

透視穴位

《針灸甲乙經》記載：「熱病煩心而汗不止，肘攣腋腫，善笑不休，心中痛，目赤黃，小便如血，欲嘔，胸中熱，苦不樂，太息，喉痺嗌乾，喘逆，身熱如火，頭痛如破，短氣胸痛，大陵主之。」從醫書對大陵穴的詳細記述可知，其穴對主治熱病、精神病有療效；而每天按壓大陵穴，可改善口臭症狀。

大陵穴位於手腕掌橫紋的中點，於掌長肌腱與橈側腕屈肌腱之間，其拇指下壓即是。

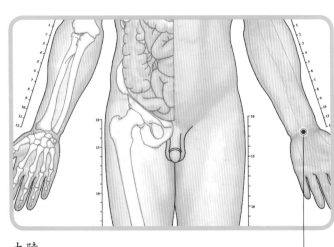

大陵

取穴超EASY

大陵穴

正坐、手平伸、掌心向上，輕握拳，用另一手握其握拳的手腕處。四指在外，彎曲大拇指，以指尖（或指甲尖）垂直掐按穴位即是。

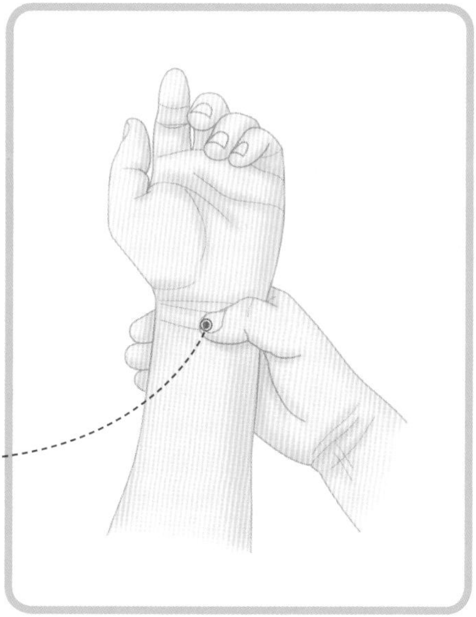

按摩DIY

- **施力程度：**★★☆☆☆
- **按摩指法：**拇指壓法
- **按摩時間：**1~3分鐘
- **按摩次數：**早晚左右各一次

用拇指指尖（或指甲尖）垂直掐按穴位，有刺痛感。每天早晚各掐按一次，每次1~3分鐘，先左後右。

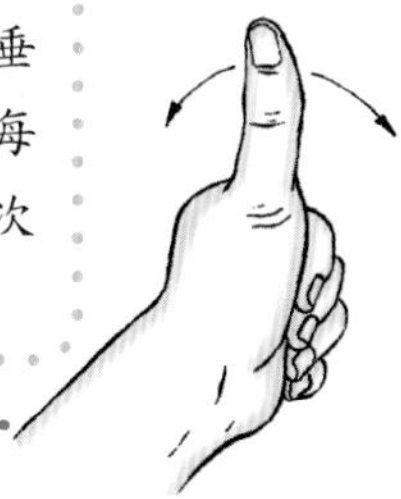

逆齡按密技

以拇指有節奏地按壓大陵穴，每2~3秒略停，使其對經絡產生規律性的刺激，不僅能調節人體內臟的運行，還可修飾手臂線條，左右穴位各進行10次即可。

Tag
勞宮穴
清心除煩消面瘡

⊕ POINT

即效部位：面部

Best功效：經常刺激勞宮穴有清心除煩、改善面瘡的作用。

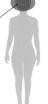

透視穴位

《聖惠方》記載：「小兒口有瘡蝕齦爛，臭穢氣衝人，灸勞宮二穴，各一壯。」《醫宗金鑒》云：「主治痰火胸痛，小兒瘡及鵝掌風等症。」上述提及的「鵝掌風」，意指染上此疾患之人，手掌和手背將奇癢無比且越抓越癢，使人難以忍受。此時，只要用力按壓勞宮穴，就能快速止癢；且經常點按，還能控制血壓，使其恢復正常。

勞宮穴位在手掌心，於第二、三掌骨間偏於第三掌骨，握拳屈指之中指尖端處即是。

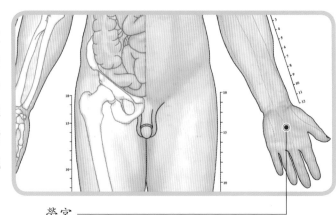

勞宮

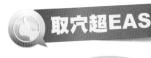

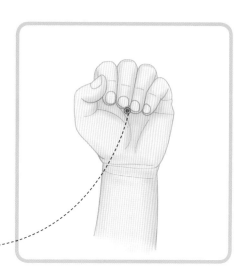

勞宮穴

手平伸，微彎約45度，掌心向上，輕握掌，四指彎向掌心，中指對應的掌心處即是勞宮穴。

按摩DIY

正坐，手平伸，掌心向上。以另一手輕握，四指置手背，彎曲大拇指，用指甲尖垂直掐按。每天早晚左右各掐按一次，每次1~3分鐘，先左後右。

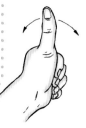

❀ **施力程度：**★★★★★
❀ **按摩指法：**拇指壓法
❀ **按摩時間：**1~3分鐘
❀ **按摩次數：**早晚左右各一次

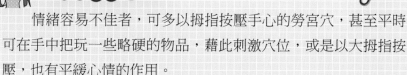

　　情緒容易不佳者，可多以拇指按壓手心的勞宮穴，甚至平時可在手中把玩一些略硬的物品，藉此刺激穴位，或是以大拇指按壓，也有平緩心情的作用。

181

Tag

中衝穴

緩解緊張助排便

即效部位：全身

Best功效：便祕將導致肌膚暗沉無光，故經常按摩中衝穴，可幫助排便順暢、明亮膚色。

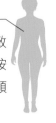

透視穴位 🔍

　　據《針灸甲乙經》記載：「中衝穴在手中指之端，去爪甲（《素問》王冰注：去爪甲角）如韭葉陷者中」；《針灸大全》中也説中衝在「手指端內廉」；《素問·繆刺論》還有「刺中指爪甲上與肉交者」的説法。由此可知，古人據此斷定中衝穴在中指橈側指甲角處。

　　此外，《針灸甲乙經》云「在手中指之端」的「端」字，是指末端而非尖端，故中衝穴可確定在人體手中指末節尖端的中央處。

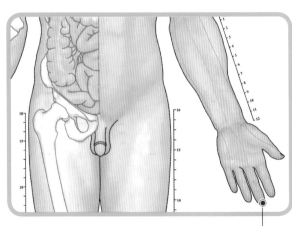

中衝 ——

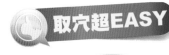

取穴超EASY

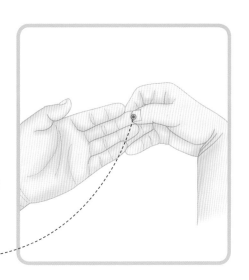

中衝穴

手平伸，掌心向上，微彎45
度。用另一手輕握，四指輕
扶指背，彎曲大拇指，以指
甲尖垂直掐按中指端的
中央穴位即是。

按摩DIY

- ✿ **施力程度**：★★★★★
- ✿ **按摩指法**：拇指壓法
- ✿ **按摩時間**：1~3分鐘
- ✿ **按摩次數**：早晚左右各一次

用大拇指指甲尖，垂直掐按
中指端的中央穴位，有刺痛
感。每天早晚左右各掐按一
次，每次1~3分鐘，先左後
右。

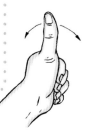

逆齡按密技

　　希望皮膚水亮美麗，首要前提是腸道乾淨、無毒積存。除了
按摩腹部能促進排便外，兩指中衝穴對按，亦有同樣療效，甚至
還有紓解壓力、緩和緊張情緒的作用。

三焦經凍齡鑰穴TOP3

TOP 1 消濼穴 瘦身養顏二合一大穴

TOP 2 關衝穴 增強肌膚彈性美顏穴

TOP 3 絲竹空穴 明亮雙眼平細紋

Beauty & Slim

Chapter 10

不可不知的美體經穴

手少陽三焦經

♪一指搞定！ **三焦經穴美容特點：**

三焦經是運行水液的路線，若水液的代謝功能失調，將出現浮腫，因此多推揉三焦經，可預防經絡堵塞，使其通行順暢。此外，加強刺激三焦經上的絲竹空穴可預防臉上長斑，並能減少魚尾紋的產生。

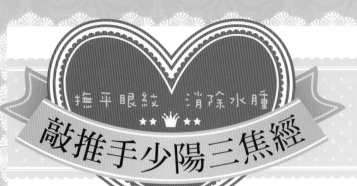

撫平眼紋　消除水腫

敲推手少陽三焦經

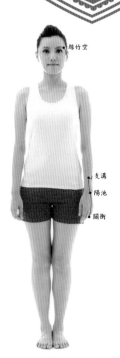

絲竹空

支溝
陽池
關衝

PLUS
美肌便利貼

敲三焦經時，應先左臂後右臂，兩側交替敲擊大約10分鐘左右，以出現酸痛感覺者為佳。

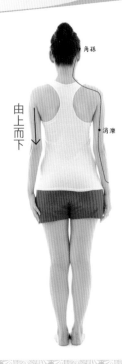

角孫

由上而下

消濼

👉**按摩手法**：☑ 敲法　、☑ 推法

🔄**按摩方向**：以半空拳的方式，由上而下敲打手臂後側的三焦經。

⏱**按摩時間**：5分鐘

📖**力道程度**：★★★☆☆

186

手少陽三焦經

強項

　　敲揉三焦經可促進氣血循環，有撫平眼周細紋、改善身體浮腫的作用。

三焦經 養顏瘦身功效：

　　手少陽三焦經又可稱為「耳脈」，其分布於人體體側，如同一扇門的門軸，起始於無名指末端的關衝穴，上行小指與無名指之間，沿手背出於前臂伸側的兩骨之間，向上通過肘尖，沿上臂外側循行通過肩部，進入缺盆穴，分布於膻中穴。

　　晚上9點到11點為三焦經〈三焦是指上焦：含心、肺；中焦：肚臍以上，如脾、胃等；下焦：如小腸、大腸、腎、膀胱等位置〉的循行階段，此時陰盛，要安五臟，注意睡覺時不要壓迫到某一側的手部。此外，容易水腫者應注意睡前不宜喝水。

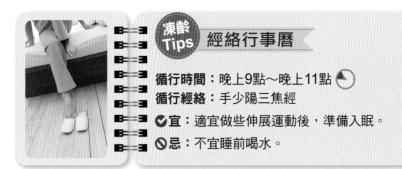

凍齡 Tips　經絡行事曆

循行時間：晚上9點～晚上11點 🕘
循行經絡：手少陽三焦經
✅**宜**：適宜做些伸展運動後，準備入眠。
🚫**忌**：不宜睡前喝水。

Tag

關衝穴

增強肌膚彈性美顏穴

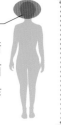

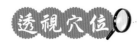

　　關衝穴名出自《靈樞‧本輸》，屬手少陽三焦經。《針灸大辭典》云：「手少陽經承接手厥陰之經氣，失會於無名指外側端，即本穴所居處，而本穴可謂手少陽經之關界、要衝，故名。」

　　此外，關衝穴還可治療各種頭、面部疾病，對中年女性的更年期症狀有緩解作用。

　　關衝穴位於無名指尺側，距指甲角0.1寸處即是。

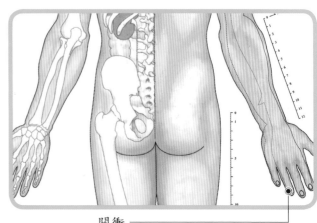

關衝 ──

188

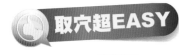
取穴超EASY

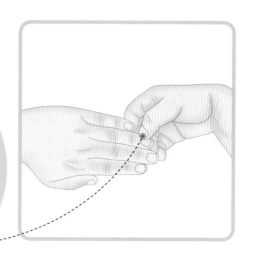

關衝穴

正坐，舉臂屈肘，掌心朝下，放在自己的胸前；用一手四指輕抬另一手四指端，彎曲大拇指，以指甲尖掐按無名指指甲旁穴位即是。

按摩DIY

❀ **施力程度：**★★★★★
❀ **按摩指法：**拇指壓法
❀ **按摩時間：**1~3分鐘
❀ **按摩次數：**早晚左右各一次

彎曲大拇指，以指甲尖掐按無名指指甲旁穴位。每天早晚各掐按一次，每次1~3分鐘，先左後右。

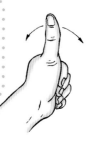

逆齡按密技

　　可用大拇指按壓捏揉關衝穴，最好以指甲尖適度掐壓，以有發麻脹痛感為度，持續約30秒到1分鐘或更長的時間，最後再按壓另一隻手即可。

Tag

陽池穴

改善手腳冰涼的暖暖包

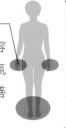

透視穴位

　　根據《醫宗金鑒》記載陽池的人體部位可知：「從中渚由四指本節直上，行手表腕上，陷中、陽池穴也。」而本穴可治療身體發冷的症狀，尤其在秋冬季節，容易出現手腳冰冷、腰寒等疾患，故按摩手腕背上的陽池穴可得到緩解。

　　陽池穴位在人體手腕部位，即腕背橫紋上，前對中指和無名指之指縫處即是。

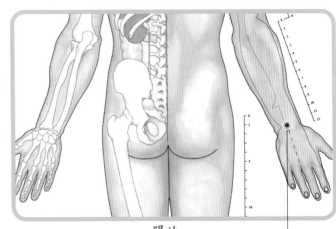

陽池

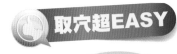

取穴超EASY

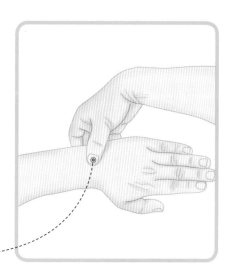

陽池穴

正坐，手平伸，屈肘向內，翻掌，掌心向下；用另一手輕握手腕處，四指在下，大拇指在上，彎曲大拇指，以指尖垂直揉按腕橫紋中點處即是。

按摩DIY

❀ **施力程度**：★★★★★
❀ **按摩指法**：拇指壓法
❀ **按摩時間**：1~3分鐘
❀ **按摩次數**：早晚左右各一次

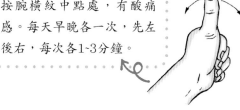

彎曲大拇指，以指尖垂直揉按腕橫紋中點處，有酸痛感。每天早晚各一次，先左後右，每次各1~3分鐘。

逆齡按密技

陽池穴是主掌全身血液循環及荷爾蒙分泌的重要穴位，只要刺激此穴，便可溫暖身體。而在按摩陽池穴時應慢慢進行，且最好兩手齊用，效果極佳。

支溝穴

撫平起伏青春痘
關鍵穴

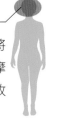

透視穴位

支溝穴除可清熱外，亦有治療便祕的效果；而老年人因代謝機能減退，致使解便困難，若過度用力將容易誘發心肌梗塞和腦中風的危險，應多加注意。

此外，懷孕中的女性，其腸道乾燥，排便不順，若服用藥物恐傷害胎兒；故欲解除便祕的煩惱，除了養成良好的生活習慣、調整飲食外，經常按摩支溝穴和大腸俞穴，可刺激腸胃蠕動，消除便祕。

支溝穴位於人體前臂背側，於陽池穴與肘間的連線上，腕背橫紋上3寸，尺骨與橈骨間處取穴即是。

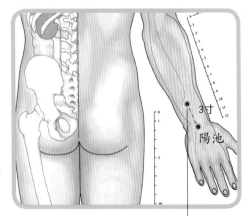

3寸

陽池

支溝

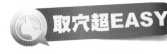

取穴超EASY

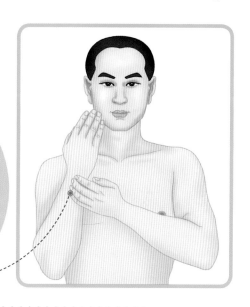

支溝穴

屈肘，掌心向自己，肘臂彎曲約呈90度。用另一手輕握手腕下，大拇指在內側，四指彎曲置於外側，食指指尖在陽池穴上，則小指指尖所在處即是。

按摩DIY

❀ **施力程度：**★★★★★
❀ **按摩指法：**中指折疊法
❀ **按摩時間：**1~3分鐘
❀ **按摩次數：**早晚左右各一次

用一手輕握另一手腕，大拇指在內側，四指在手外側，中指指尖垂直下壓揉按穴位，會有酸痛感。每天早晚各按一次，先左後右，每次各1~3分鐘。

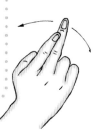

逆齡按密技

　　若臉上青春痘經常一波未平一波又起，可能是體質偏熱所致。這時，按壓如清熱解表的合谷穴、曲池穴，通便、調理三焦的支溝穴等，即能減少冒痘頻率。

消濼穴

瘦身養顏二合一大穴

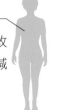

透視穴位

　　據《針灸甲乙經》、《銅人明堂》等醫典記載：「清冷淵二穴，在肘上二寸，伸肘舉臂取之；消濼二穴，在肩下臂外，開腋斜肘分下行。」葉霖所著《痧疹輯要》之〈引種〉篇云：「此即泰西牛痘法也，由清冷淵、消濼等穴引出命門伏毒。」、「其清冷淵、消濼二穴，在肘上外，正三焦經脈處也。」藉此說明消濼穴是人體三焦經上的重要穴位，經常按摩可治療氣鬱胸悶，並有瘦身作用。

　　消濼穴位在手臂外側，於清冷淵與臑會連線中點處即是。

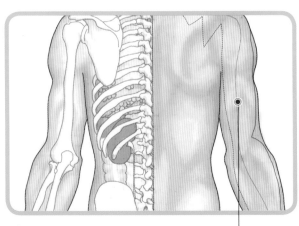

消濼

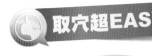

取穴超EASY

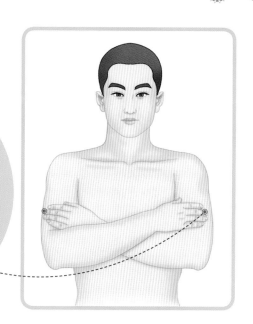

消濼穴

雙手下垂，先用左手掌置於右手後臂中間位置，再將右手掌置於左手後臂中間位置，左右手四指向手臂施壓，其中指所在處即是。

按摩DIY

雙手交叉，一手掌心置於另一手手臂上，四指併攏向消濼穴施壓，一壓一放，每次3~5分鐘，早晚各一次。

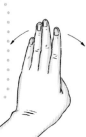

❀ **施力程度：**★★★★★
❀ **按摩指法：**四指壓法
❀ **按摩時間：**3~5分鐘
❀ **按摩次數：**早晚左右各一次

逆齡按密技

　　若要抑制飢餓感，可將右手握拳，敲左側消濼穴十多下，此時飢餓感將立即減輕，每天持續敲10分鐘，可有效降低嘴饞情形。

角孫穴

巴掌小臉壓角孫

⊕ POINT

即效部位：面部

Best功效：經常按壓角孫穴，除了能控制血壓外，還有極佳的瘦臉功效。

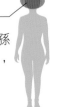

透視穴位 🔍

據《醫宗金鑒》云：「從顱息上行，耳上上間，髮際下開口有空，角孫穴也。」《靈樞‧脈度》云：「經脈為裡、支而橫者為絡，絡之別者為孫。」《針灸大成》謂：「耳廓中間，開口有空，治齦腫、目翳、齒齲、項強等症。」其上述文獻為記載角孫穴在人體上的位置及療效，有改善眼病、齒齦腫痛與脖子僵硬等效果。

角孫穴位在人體頭部，折耳廓向前，於耳尖直上入髮際處即是。

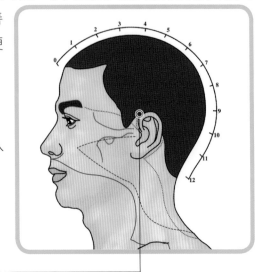

角孫 ————

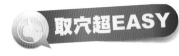

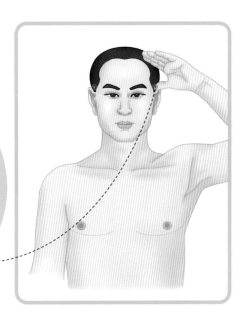

角孫穴

正坐，用大拇指指腹由後向前將耳翼折曲，並順勢而上滑到耳翼尖，其兩中指指尖恰好相連於頭頂正中線上，則大拇指所在處即是。

按摩DIY

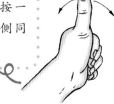

用大拇指指腹揉按穴位，有脹痛感。每天早晚各按一次，每次左右（或雙側同時）各1~3分鐘。

❀ 施力程度：★★★★★
❀ 按摩指法：拇指壓法
❀ 按摩時間：1~3分鐘
❀ 按摩次數：早晚左右各一次

逆齡按密技

　　除了前述介紹的頰車穴有瘦臉功效外，角孫穴亦有同樣作用。其方法為雙手放在耳朵上方的角孫穴，手指併攏邊按壓穴位，邊緩緩呼氣，約3~5次即可。

Tag
絲竹空穴
明亮雙眼平細紋

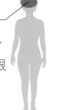

⊕ POINT

即效部位：眼部

Best功效：可撫平額頭、眼角皺紋，以及改善上眼瞼下垂與浮腫等情形。

透視穴位 🔍

　　絲竹空穴出自《針灸甲乙經》，屬於手少陽三焦經。「絲竹」在此指眉毛，「空」則為孔竅。

　　絲竹空是醫治眼部疾病的重要穴位，且無論是高血壓、低血壓、腦充血、腦貧血，還是因風寒等各種原因所致的頭痛、頭暈、目眩等症狀，只要按壓該穴，便能迅速緩解。

　　絲竹空穴位在人體面部，於眉梢凹陷處取穴即是。

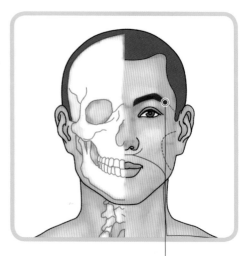

絲竹空

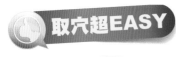

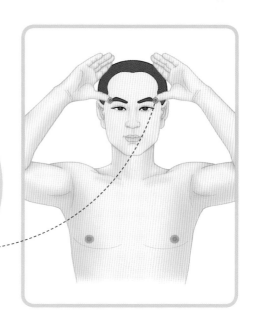

絲竹空穴

正坐，舉雙手，四指指尖朝上，掌心向內，大拇指指腹向內按兩邊眉毛外端凹陷處即是。

按摩DIY

❀ **施力程度**：★★☆☆☆
❀ **按摩指法**：拇指壓法
❀ **按摩時間**：1~3分鐘
❀ **按摩次數**：早晚左右各一次

大拇指指腹向內揉按兩邊眉毛外端凹陷之穴位，有酸、脹、痛的感覺。每天早晚一次，每次左右各1~3分鐘。

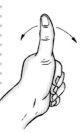

逆齡按密技

　　如果面色出現潮紅或常有粉刺、色斑，表示體內虛火旺盛，若能經常按壓眉梢凹陷處的絲竹空穴，有調節內分泌、清除胃火的功效，但按壓時間需在5分鐘以上。

膽經凍齡鑰穴TOP3

Beauty & Slim

Chapter 11

不可不知的美體經穴
足少陽膽經

🎵 一指搞定！ 膽經穴美容特點：

　　膽經不通者會在大腿外側堆積脂肪，形成大小腿肥胖的情形。因此，膽經暢通可修飾腿部線條，消除脂肪。並且，膽經氣血充足者，不僅臉色紅潤、頭髮亦能保持烏黑亮麗。

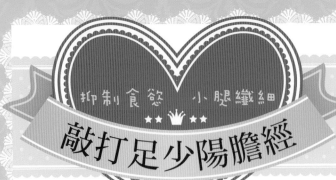

抑制食慾 小腿纖細

敲打足少陽膽經

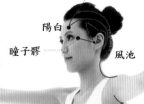

目窗
陽白
瞳子髎
風池

膽經循環良好，不僅能修飾小腿線條，還有抑制食慾、減少對高脂食物攝入的效果！

PLUS 美肌便利貼

可將大腿外側分四點敲擊，利用滾輪或拳頭由上而下敲至膝蓋，且不需特別著重在穴位上，一天50次即可。

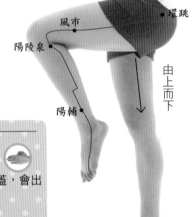

環跳
風市
陽陵泉
陽輔
由上而下

按摩手法：☑敲法 、□推法

按摩方向：由大腿根部往下敲至膝蓋，會出現痛感，但過了膝蓋後力道要放輕。

按摩時間：5分鐘

力道程度：★★★★★

足少陽膽經

 養顏瘦身功效：

　　足少陽膽經在人體循行的路線上最長，沿著經絡按摩能改善氣血運行。本經起始於外眼角，行經人體兩側，從小腿到上軀，再到脖子和頭為止。

　　每天持續敲膽經雖有瘦大腿的功效，但也要配合早睡（晚上11點入睡），才能排除積存體內的垃圾。長期下來，不僅能縮小腿圍，還有減肥瘦身的作用。唯晚上11點後不宜敲膽經，容易對身體產生不良影響。

　　晚上11點到凌晨1點正值膽經當令，是身體進入休養及修復的開始。這個階段最好讓腸胃休息，避免進食、熬夜，且不宜超過晚上11點就寢，否則容易使膽經受阻，非但會出現頭暈目眩、皮膚粗糙、失眠等問題，還會影響我們對事物的判斷能力與臨場應變。

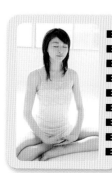

 經絡行事曆

循行時間：晚上11點～凌晨1點 🕐
循行經絡：足少陽膽經
✅**宜**：應準備就寢入眠。
🚫**忌**：避免熬夜、進食，也不宜敲膽經。

Tag

瞳子髎穴

熨平眼角皺紋

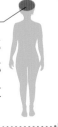

透視穴位

瞳子髎穴出自《針灸甲乙經》，其別名後曲、魚尾、太陽、前關，屬足少陽膽經，且按摩該穴有養顏美容的作用。

此外，人們因衰老、疲乏、忙碌等因素，致使眼角出現魚尾紋，不僅意味皮膚鬆弛、青春逝去，也間接反應身體機能的衰老。不過，每天只要持續按摩瞳子髎，且手法正確，可減少魚尾紋的產生，是人體的美容大穴。

瞳子髎穴位在人體面部，眼睛外側約1公分處即是。

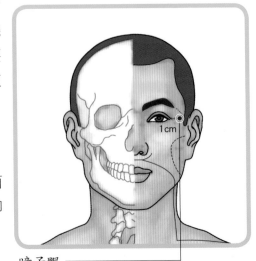

1cm

瞳子髎

204

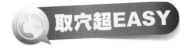

取穴超EASY

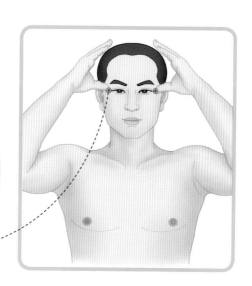

瞳子髎穴

端坐，兩手屈肘朝上，五指朝天，掌心向著自己。以兩手大拇指置於頭部側邊，其拇指相對用力垂直按壓即是該穴。

按摩DIY

❀ **施力程度**：★★★★★
❀ **按摩指法**：拇指壓法
❀ **按摩時間**：1~3分鐘
❀ **按摩次數**：早晚左右各一次

兩手大拇指相對用力垂直揉按瞳子髎穴，有酸、脹、痛感。每天早晚各揉按一次，每次左右（或雙側同時）各1~3分鐘。

逆齡按密技

瞳子髎穴為改善眼角細紋的美容要穴。其方法為以食指在眼尾處，輕輕提拉、揉按約15~20次，不僅能平撫魚尾紋，還有預防細紋產生的作用。

Tag

陽白穴

臉色明亮少皺紋

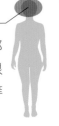

即效部位：面部

Best功效：可改善臉部皺紋、顏面肌肉痙攣、眼瞼下垂、視物模糊不清等問題。

透視穴位

陽白穴名出自《針灸甲乙經》。《針灸甲乙經》云：「足少陽、陽維之會」；《素問・氣府論》王冰注：「足陽明、陰維之會」；《針灸大成》云：「手足陽明、少陽、陽維五脈之會」，以此說明陽白穴的經絡位置。據古代醫書記載，此穴能治療頭痛、頭風、目眩、目赤腫痛、眉目間痛、夜盲、近視、遠視、頸脖僵硬等病症。

陽白穴位在人體面部，瞳孔的直上方，距離眉毛上緣約1寸處即是。

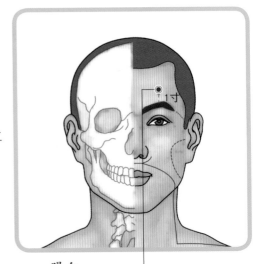

1寸

陽白

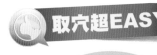

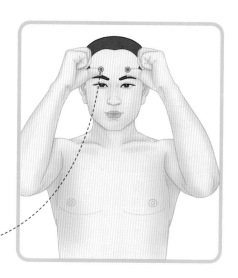

陽白穴

正坐，舉兩手肘尖放於桌面上，輕握拳，將大拇指指尖貼於眉梢正上方，其指尖處即是該穴。

按摩DIY

❁ **施力程度：**★☆☆☆☆
❁ **按摩指法：**拇指壓法
❁ **按摩時間：**1~3分鐘
❁ **按摩次數：**早晚左右各一次

以大拇指彎曲的指節處，由內而外輕刮穴位，有特殊的酸痛感。每天早晚各一次，每次左右（或雙側同時）各1~3分鐘。

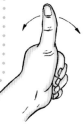

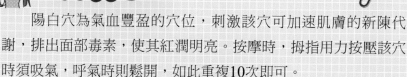

逆齡按密技

　　陽白穴為氣血豐盈的穴位，刺激該穴可加速肌膚的新陳代謝，排出面部毒素，使其紅潤明亮。按摩時，拇指用力按壓該穴時須吸氣，呼氣時則鬆開，如此重複10次即可。

Tag

目窗穴

恢復緊緻的水汪汪大眼

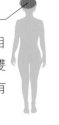

透視穴位

目窗穴名出自《針灸甲乙經》，別名至營，屬足少陽膽經。《針灸甲乙經》云：「在臨泣後一寸」，《神應經》和《針灸大成》中說：「在臨泣後一寸半」。根據古代醫書記載，此穴能治療頭痛、暈眩、目痛、遠視不明、青盲、白膜覆瞳子、頭面浮腫、上齒齲腫等疾患，且現代中醫臨床亦常利用此穴來治療近視。

目窗穴位在人體頭部，於前髮際上1.5寸，頭正中線旁開2.25寸處即是。

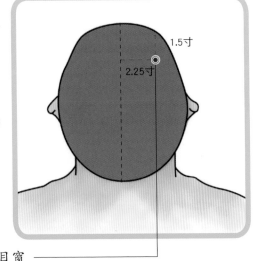

1.5寸

2.25寸

目窗

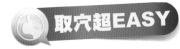 取穴超EASY

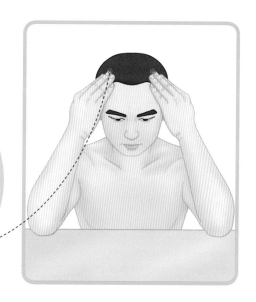

目窗穴

端坐於桌旁，略微低頭，臂肘置於桌上，掌心向內，小指平貼於髮際處，其中指所在處即是。

 按摩DIY

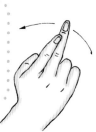

用食指和中指輕按目窗穴，每天早晚各一次，每次左右（或雙側同時）各1~3分鐘。

❁ **施力程度：**★☆☆☆☆
❁ **按摩指法：**二指壓法
❁ **按摩時間：**1~3分鐘
❁ **按摩次數：**早晚左右各一次

 逆齡按密技

　　眼睛是靈魂之窗，按摩目窗穴可緩解眼睛疲勞、酸澀，並能使雙眼變得炯炯有神，恢復光彩，其方法是以食指按壓目窗穴15~20次即可。

風池穴

降壓寬心舒緩穴

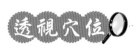

透視穴位

　　風池穴位最早見於《靈樞·熱病》，其有云：「風為陽邪，其性輕揚，頭頂之上，惟風可到，風池穴在顳（腦空）後髮際陷者中，手少陽、陽維之會，主中風偏枯，少陽頭痛，乃風邪蓄積之所，故名風池。」而依其古代醫典記述，針對頭痛、眩暈、熱病汗不出、中風不語、肩頸僵硬、目不明、目泣出、目赤痛、眼目生花、耳病、流鼻血等，有改善功效。

　　風池穴位於人體後頸部，後頭骨下，兩條大筋外緣陷窩中，相當於耳垂齊平處即是。

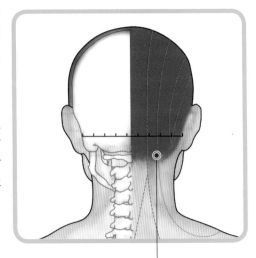

風池 ——

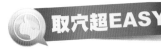

取穴超EASY

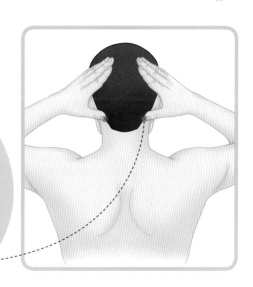

風池穴

正坐，舉臂抬肘，肘約與肩同高，屈肘向頭，雙手置於耳後，掌心向內，指尖朝上，四指輕扶頭（耳上）兩側，大拇指指腹所在處即是。

按摩DIY

✿ **施力程度：**★★★★★
✿ **按摩指法：**拇指壓法
✿ **按摩時間：**3~5分鐘
✿ **按摩次數：**早晚左右各一次

用大拇指指腹由下往上揉按穴位，有酸、脹、痛感，且重按時鼻腔會出現酸脹感。每天早晚各揉按一次，每次左右（或雙側同時）各約1~3分鐘。

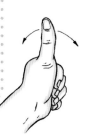

逆齡按密技

　　雙手蓋住耳朵，以食指夾住中指，並用食指出力彈後腦的風池穴，除了能紓解壓力外，也有清神醒腦、預防感冒的作用，此為傳統中醫的養生技法之一。

Tag
環跳穴
暢通人體下半身循環

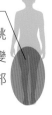
透視穴位

《針灸甲乙經》云：「在髀樞中。側臥，伸下足，屈上足取之。」《神應經》云：「即硯子骨（大腿裡的骨頭）下宛中也。」《素問‧氣府論》王冰注：「足少陽，太陽二脈之會。」以上為人體定位環跳穴的醫籍記載。此外，當我們遇到腰痛時，只要輕按背部痛點和環跳穴，即可達到止痛效果。

環跳穴位在人體的股外側部，側臥屈股，於股骨大轉子最凸點與骨裂孔連線的外1/3與中1/3的交點處即是。

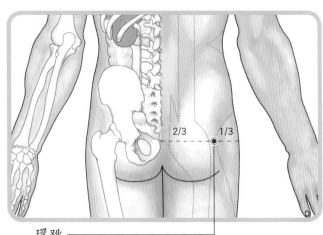

2/3　1/3

環跳

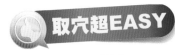

取穴超EASY

環跳穴

自然站立，或側臥，伸下足，屈上足，同側手插腿臀上，四指在前，則大拇指指腹所在處即是。

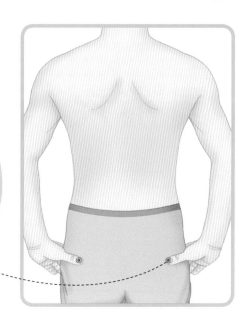

按摩DIY

❋ **施力程度：**★★★★★
❋ **按摩指法：**拇指壓法
❋ **按摩時間：**3~5分鐘
❋ **按摩次數：**早晚左右各一次

同側手插腿臀上，四指在前，用大拇指指腹稍出力按摩。每次左右各按壓3~5分鐘。先左後右或先按健側，再按患側。

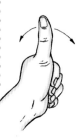

逆齡按密技

環跳穴的功效主要是針對下半身，可雕塑腰身、瘦臀部，並有改善水腫和靜脈曲張的作用。其方法為每天敲打環跳穴50~100下，但超過11點則禁止進行，否則容易失眠。

Tag
風市穴
沒事敲敲緊縮腿圍

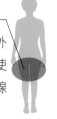

透視穴位

《肘後備急方》記載：「此穴在兩髀外，可平倚垂手，直掩髀上，當中指頭大筋上，捻之，自覺好也。」《針灸玉龍經》云：「在膝外廉上七寸，垂手中指盡處是穴。」在古代醫書中，還記載本穴對「半身不遂，腰腿酸痛，兩膝攣痛，足膝無力，尿床，渾身搔癢」等疾患有良好療效。

風市穴位在人體大腿外側中線上，於膕橫紋上7寸，或站立垂手時，中指指尖所在處即是。

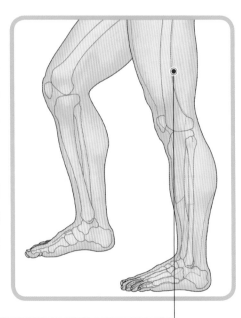

風市 ——

214

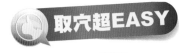

取穴超EASY

風市穴

直立或側臥，手自然下垂，手掌輕貼大腿中線如立正狀，則中指指腹所在處即是。

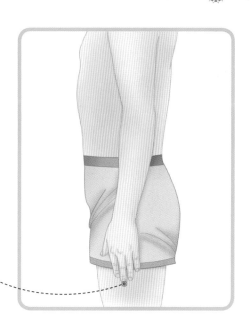

按摩DIY

❀ **施力程度：**★★★★★
❀ **按摩指法：**中指壓法
❀ **按摩時間：**1~3分鐘
❀ **按摩次數：**早晚左右各一次

以中指指腹垂直下壓穴位，有酸、脹、麻的感覺。每次左右各按壓1~3分鐘。先左後右，或兩側同時揉按。

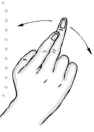

逆齡按密技

　　若希望消除臀部外側的脂肪，除了敲打環跳穴外，亦可用刮痧板刮風市穴到中瀆穴這段膽經，持續三個月，將有顯著的縮臀、瘦腿功效。

Tag

陽陵泉穴

苗條腿部大藥穴

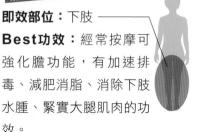

透視穴位

　　針對陽陵泉穴的人體位置有以下記載，《靈樞·本輸》云：「在膝外陷者中也。」《針灸甲乙經》云：「在膝下一寸，外廉陷者中。」《針灸問對》云：「膝下二寸。」而此穴為傳統中醫針灸經絡的八大會穴之一，有「筋會陽陵」之說。對於長期筋骨僵硬、酸痛、容易抽筋者，有舒緩之效。

　　陽陵泉穴位在人體膝蓋斜下方，小腿外側的腓骨小頭稍前的凹陷中即是。

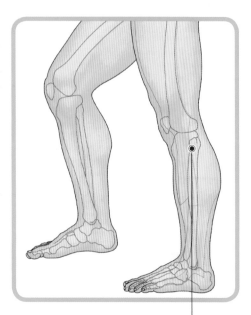

陽陵泉 ——

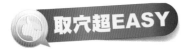

取穴超EASY

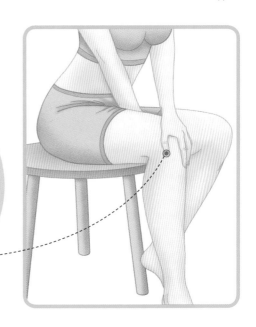

陽陵泉穴

正坐，垂足，約呈90度，上身稍前俯，用左手掌輕握右腳膝蓋前下方，四指向內，大拇指指腹所在處即是。

按摩DIY

彎曲大拇指，以指腹垂直揉按穴道，有酸、脹、痛感。每次左右各1~3分鐘，先左後右。

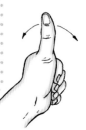

❀ **施力程度：**★★★★★
❀ **按摩指法：**拇指壓法
❀ **按摩時間：**1~3分鐘
❀ **按摩次數：**早晚左右各一次

逆齡按密技

　　可用拇指順時針或逆時針按壓陽陵泉穴，每次1分鐘，重複5次，直至雙腿感到明顯發熱為止。長期下來，不僅能使腿部苗條，還有防止因毒素累積而產生肥胖的作用。

Tag

陽輔穴

排水按摩細腿現

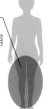

透視穴位

　　陽輔穴的具體位置，在古代醫書中有詳細介紹。據《靈樞・本輸》云：「外踝之上，輔骨之前，及絕骨之端也。」《針灸甲乙經》云：「在足外踝上四寸，輔骨前，絕骨端，如前三分。」《素問・刺腰痛論》王冰注作：「如後五分。」古代醫書更記載此穴可醫治「寒熱酸痛、四肢不舉、腋下腫、喉痹、腰痛、口苦、脅痛、頭熱如火、足冷如冰」等疾患，為人體保健的特效穴。

　　陽輔穴位在小腿外側，於外踝尖上4寸，腓骨前緣稍前方處即是。

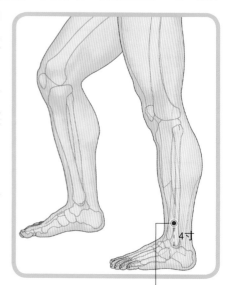

4寸

陽輔

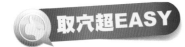

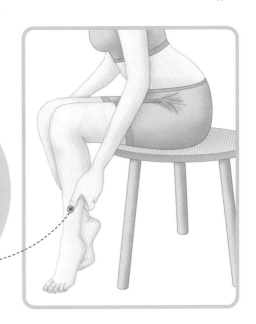

陽輔穴

正坐，垂足，稍向前俯身，左手掌心向前，四指在內，大拇指在外。從腳跟向上抓住小腿跟部，則大拇指指腹所在處即是該穴。

按摩DIY

❀ **施力程度：**★★★★★
❀ **按摩指法：**拇指壓法
❀ **按摩時間：**1～3分鐘
❀ **按摩次數：**早晚左右各一次

用大拇指指腹揉按穴位，有酸、脹、痛的感覺。每次各1~3分鐘，先左後右。

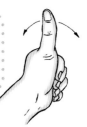

逆齡按密技

　　要打造纖細修長的腿部線條，其按摩方法如下：屈膝，單手握住腳踝上方三陰交穴及陽輔穴，左右穴各慢慢按摩6次；接著雙手按揉腳踝，直至變紅為止即可。

肝經凍齡鑰穴TOP3

TOP 1 **章門穴** 調節五臟減肥佳

TOP 2 **大敦穴** 養陰補身神氣爽

TOP 3 **太衝穴** 人體最好的出氣筒

Beauty & Slim

Chapter 12

不可不知的美體經穴
足厥陰肝經

♫ 一指搞定！ 肝經穴美容特點：

　　若有臉部晦暗、黑眼圈、大腿內側肥胖、冒痘等情形，大多與肝經鬱結有關。中醫表示，經常刮大腿內側的肝經，不僅能消除贅肉，腰圍也會一起縮小，還有美容亮肌、安眠等功效。

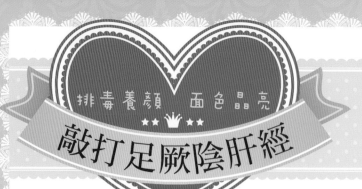

排毒養顏 面色晶亮
★★ ♔ ★★

敲打足厥陰肝經

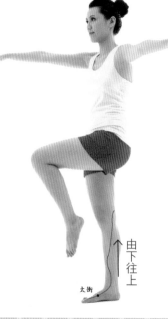

由下往上

太衝

PLUS
美肌便利貼

若下半身出現水腫情形，建議可由下往上刮大腿肝經，不僅能排除多餘水分；還有修飾腿部曲線的效果。

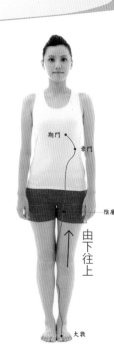

期門

章門

陰廉

由下往上

大敦

按摩手法：☑ 敲法  、□ 推法

按摩方向：應由下往上敲打大腿內側的肝經，有瀉肝火、瘦大腿的效果。

按摩時間：5分鐘

力道程度：★★★☆☆

足厥陰肝經

 強項

　　肝經循行順暢，可使臉色紅潤明亮，有減肥、消除下肢水腫的功效。

肝經 養顏瘦身功效：

　　足厥陰肝經的循行路線不長，雖穴位不多，但對身體有良好的保健作用。其經絡起始於腳大拇趾內側趾甲邊緣，向上到腳踝，沿著腿內側往上走，在腎經和脾經中間，最後到達肋骨邊緣處為止。

　　凌晨1點到3點正值肝經當令，此時為人體修補組織、調和氣血的最佳時刻，唯有充足的睡眠才能增強人體的免疫系統，抵禦細菌及病毒之「外邪」侵犯。由於肝膽互為表裡，相互影響，故休息才能使血液回流以滋養肝，否則將不利於肝臟排毒，有損健康與容顏。

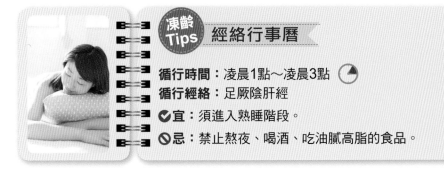

凍齡 Tips　經絡行事曆

循行時間：凌晨1點～凌晨3點
循行經絡：足厥陰肝經
✔宜：須進入熟睡階段。
🚫忌：禁止熬夜、喝酒、吃油膩高脂的食品。

Tag

大敦穴

養陰補身神氣爽

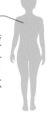

透視穴位

《靈樞・本輸》稱大敦穴的人體位置在「足大趾之端及三毛之中也」；《針灸甲乙經》云：「去爪甲如韭葉及三毛中。」《針經摘英集》云：「在足大趾外側端。」《針灸集成》云：「足大趾爪甲根後四分，節前。」據中國醫典記載，大敦穴對治療男性或女性因疝氣所引起的陰囊小腹疼痛、陰挺腫痛等，有止痛、醫治的作用。

大敦穴位在人體足部，大拇趾（靠第二趾一側）甲根邊緣約2公分處即是。

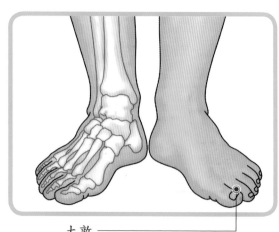

大敦

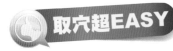

取穴超EASY

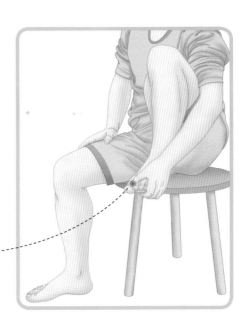

大敦穴

正坐垂足，彎曲左膝，抬左足置於椅上，用左手輕握左腳趾，四指在下，彎曲大拇指，以指甲尖垂直掐按穴位即是。

按摩DIY

❁ **施力程度**：★★★★★
❁ **按摩指法**：拇指壓法
❁ **按摩時間**：3~5分鐘
❁ **按摩次數**：早晚左右各一次

用大拇指指腹揉按穴位，有酸、脹、痛感。每次左右各揉按3~5分鐘，先左後右。

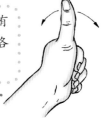

逆齡按密技

　　四肢容易冰冷的人可指壓大敦穴，方法是在按壓時加強力道約7~8秒後再慢慢呼氣。此外，針對冬季不容易起床者，可先在被窩裡重複按摩穴位7~8次，如此全身將立刻變暖。

Tag

太衝穴

人體最好的出氣筒

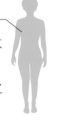

透視穴位

據《靈樞·本輸》記載：「行間上二寸陷者之中也。」《針灸甲乙經》云：「在足大趾本節後二寸，或曰一寸五分陷者中。」以上皆為太衝在人體的穴位位置。中醫認為，肝為「將軍之官」，主怒。因此人在生氣時，體內能量往往走肝經路線，而太衝穴作為肝經上的穴位，按壓後會出現痛感，故經常動怒者，可按摩太衝穴，化解心胸煩悶。

太衝穴位在足背側，第一、二趾蹠骨連接部位中，用手指沿拇趾和次趾的夾縫向上移壓至能感覺到動脈時即為該穴。

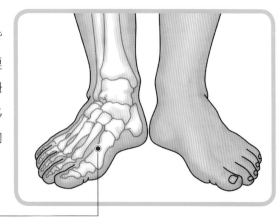

太衝

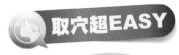

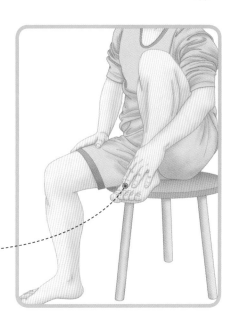

太衝穴

正坐垂足，屈左膝，舉腳置座椅上，將左手掌朝下放在腳背，彎曲中指，其指尖所在處即是。

按摩DIY

❀ **施力程度：**★★☆☆☆
❀ **按摩指法：**二指壓法
❀ **按摩時間：**3~5分鐘
❀ **按摩次數：**早晚左右各一次

以食指和中指指尖垂直由下往上揉按，有特殊脹、酸、疼痛感。每次各揉3~5分鐘，先左後右。

 逆齡按密技

　　每當生氣或內心不快時，用拇指按壓太衝穴，並緩緩加重力道約1分鐘後，再慢慢收力、放開，如此反覆左右按壓3~5次，即能消解心中不適，使心情開朗。

Tag

陰廉穴

調經止帶取陰廉

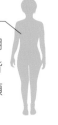
透視穴位

陰廉穴名出自《針灸甲乙經》。明代汪機撰錄的《針灸問答》云：「陰廉穴在羊矢下，氣衝相去二寸壇，羊矢氣衝旁一寸，股內橫紋有核見。」《聖濟總錄》云：「陰廉二穴，在羊矢下，去氣衝二寸動脈中，治婦人絕產，若未經生產者，可灸三壯即有子，針入八分，留七呼。」以上文獻除說明陰廉穴在人體的位置與療效外，針對女性經期不順亦有調理作用。

陰廉穴位在人體大腿內側，於氣衝穴直下2寸，大腿根部，恥骨結節下方，長收肌外緣處即是。

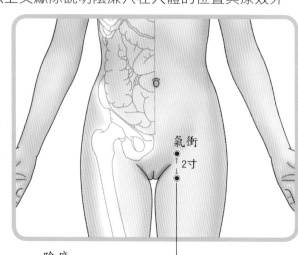

氣衝

2寸

陰廉

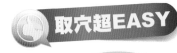 取穴超EASY

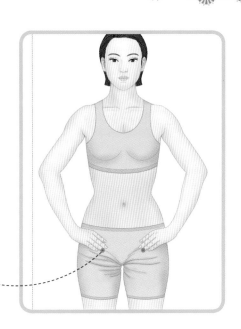

陰廉穴

兩手插於腿部，掌心向腿，四指併攏平貼於小腹，小指剛好在大腿根部，拇指位於腿外側，則無名指指尖所在處即是。

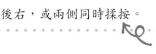 按摩DIY

- ✿ 施力程度：★★★★★
- ✿ 按摩指法：四指壓法
- ✿ 按摩時間：3~5分鐘
- ✿ 按摩次數：早晚左右各一次

四指併攏，由下往上揉按，有特殊脹、酸、疼痛的感覺。每次各3~5分鐘，先左後右，或兩側同時揉按。

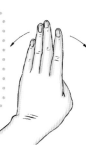

 逆齡按密技

　　在沐浴時按摩陰廉穴，對女性有極佳的保健作用。此外，陰廉穴搭配膝蓋後的委中穴、股溝上的次髎穴與兩旁的膀胱俞穴，可治療膀胱炎、膀胱結石等症。

章門穴
調節五臟減肥佳

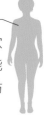

透視穴位

　　《針灸甲乙經》記載：「腰痛不得轉側，章門主之。」《千金方》云：「主飲食不化，入腹不出，熱中不嗜食，若吞而聞食臭傷飽，身黃痛羸瘦。」《類經圖翼》云：「主治兩脅積氣如卵石，臟脹腸鳴，食不僅經，胸脅痛。」由上述古籍記載可知，章門穴對心胸鬱悶、脹滿、煩熱、口乾、厭食、面黃肌瘦、身體虛弱、全身無力等情況，有改善效果。

　　章門穴位在人體側腹部，於第十一肋游離端的下方處即是。

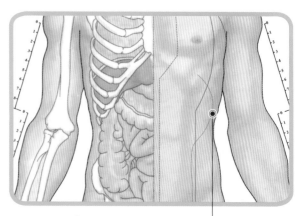

章門 ——

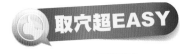

取穴超EASY

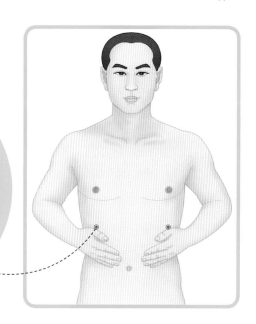

章門穴

正坐或仰臥，雙手掌心向下，指尖朝下，放在雙乳下、肋骨上。用大拇指、食指直下掌根魚際處揉按穴位即是。

按摩DIY

❀ **施力程度：**★★☆☆☆
❀ **按摩指法：**拇指壓法
❀ **按摩時間：**1~3分鐘
❀ **按摩次數：**早晚左右各一次

用大拇指、食指直下掌根魚際處揉按穴位，有脹痛感。每次左右（或雙側同時）各1~3分鐘。

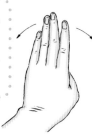

逆齡按密技

　　章門穴可連通五臟，有改善黃疸、強化肝功能的作用，故經常按摩章門穴，或以艾柱慢慢炙此穴10多分鐘，可提升章門穴的療效。

國家圖書館出版品預行編目資料

5分鐘凍齡！DIY美肌消脂簡易速效按摩 / 賴鎮源.
初版─新北市中和區：活泉書坊　2013.01
面；公分；─(Color Life 33)
ISBN 978-986-271-302-0(平裝)

1.經絡療法　　2.按摩　　3.美容

413.915　　　　　　　　　101024571

 活泉書坊

5分鐘凍齡！DIY美肌消脂簡易速效按摩

出 版 者▓ 活泉書坊
作　　者▓ 賴鎮源
總 編 輯▓ 歐綾纖
文字編輯▓ 黃纓婷
美術設計▓ 蔡億盈
模 特 兒▓ 張佳宇

郵撥帳號▓ 50017206 采舍國際有限公司（郵撥購買，請另付一成郵資）
台灣出版中心▓ 新北市中和區中山路2段366巷10號10樓
電話▓（02）2248-7896　　　　　　傳真▓（02）2248-7758
物流中心▓ 新北市中和區中山路2段366巷10號3樓
電話▓（02）8245-8786　　　　　　傳真▓（02）8245-8718
ISBN▓ 978-986-271-302-0
出版日期▓ 2013年1月

全球華文市場總代理 / 采舍國際
地址▓ 新北市中和區中山路2段366巷10號3樓
電話▓（02）8245-8786　　　　　　傳真▓（02）8245-8718

新絲路網路書店
地址▓ 新北市中和區中山路2段366巷10號10樓
網址▓ www.silkbook.com
電話▓（02）8245-9896　　　　　　傳真▓（02）8245-8819

本書採減碳印製流程並使用優質中性紙（Acid & Alkali Free）最符環保需求。

線上總代理 ▓ 全球華文聯合出版平台
主題討論區 ▓ http://www.silkbook.com/bookclub　　● 新絲路讀書會
紙本書平台 ▓ http://www.silkbook.com　　　　　　● 新絲路網路書店
電子書下載 ▓ http://www.book4u.com.tw　　　　　● 電子書中心(Acrobat Reader)

 華文自資出版平台
www.book4u.com.tw
elsa @mail.book4u.com.tw
ying0952@mail.book4u.com.tw

全球最大的華文圖書自費出版中心
專業客製化自資出版．發行通路全國最強！